Heilender Atem

W0271248

Karola Berger

HEILENDER ATEM

Ein Übungsbuch

FALKEN
TaschenBuch

Im FALKEN Verlag sind weitere Titel zur ganzheitlichen Gesundheit erschienen.
Bitte fragen Sie in Ihrer Buchhandlung.

Der Text dieses Buches entspricht den Regeln der neuen deutschen Rechtschreibung.

Dieses Buch wurde auf chlorfrei gebleichtem und säurefreiem Papier gedruckt.

Originalausgabe
ISBN 3 635 60207 8

© 1998 by FALKEN Verlag, 65527 Niedernhausen/Ts.
Die Verwertung der Texte und Bilder, auch auszugsweise, ist ohne Zustimmung des Verlags urheberrechtswidrig und strafbar. Dies gilt auch für Vervielfältigungen, Übersetzungen, Mikroverfilmung und für die Verarbeitung mit elektronischen Systemen.

Umschlaggestaltung: Zembsch' Werkstatt, München
Gestaltung: Beate Müller-Behrens
Redaktion: Andrea Kuron, Hamburg/Sabine Weeke
Herstellung: Beate Müller-Behrens
Titelbild: Image Bank, München/Andy Caulfield
Zeichnungen: Daniela Schneider, Frankfurt
Fotos: Studio Team, Langen/Wolfgang Zöltsch
Satz: MGXMedia, Wiesbaden
Druck: Wiesbadener Graphische Betriebe GmbH, Wiesbaden

Die Ratschläge in diesem Buch sind von der Autorin und dem Verlag sorgfältig erwogen und geprüft, dennoch kann eine Garantie nicht übernommen werden. Eine Haftung der Autorin bzw. des Verlags und seiner Beauftragten für Personen-, Sach- und Vermögensschäden ist ausgeschlossen.

817 2635 4453 6271

Inhalt

Einführung

Was dieses Buch für Sie tun kann

Dieses Buch ist ein Nachschlagewerk für den Alltag. Es hilft Ihnen, gesund zu bleiben, Krankheiten vorzubeugen und seelisch weiterzuwachsen. In diesem Buch ist vom Atmen die Rede. Atmen ist ein ständiger Austausch, ein Loslassen von Altem, Verbrauchtem und ein Aufnehmen von Neuem. Bei manchen Menschen findet nur ein Minimal-Austausch statt, Teile ihrer Lunge sind blockiert und inaktiv, und ihre Lebenskraft wird gewissermaßen nur durch eine Notstromversorgung aufrechterhalten. Sie könnten um ein Vielfaches lebendiger werden, wenn sie ihre Lunge zu 100% benutzen würden. Durch ausgiebiges Atmen wird der Mensch nicht nur gesünder, sondern auch wahrnehmungsfähiger und sensibler, weil die Zellen nicht länger vom Sauerstoffmangel betäubt sind, sondern hundertprozentig mit Sauerstoff versorgt werden. Dieses neue Lebensgefühl geht einher mit einer stärkeren Körperwahrnehmung und mit mehr Selbstbewusstsein und Kompetenz im Umgang mit der Welt.

Dieses Buch enthält Atemübungen und Anleitungen, mit denen Sie Ihren seelischen und körperlichen Allgemeinzustand und damit Ihre Lebensqualität verbessern können. Zu den meistverbreiteten körperlichen Erkrankungen und seelischen Verstimmungen werden spezielle Übungen gezeigt, mit denen Sie den Heilungsprozess unterstützen können. Dabei wird deutlich, wie entscheidend unser Wohlbefinden von unserer Atemweise abhängt. Je bewusster wir atmen, umso mehr steigt unsere Lebensqualität.

Atem ist Leben

Wozu atmen wir eigentlich? Warum schnappen wir alle paar Sekunden nach Luft und saugen sie in uns hinein?

Unser Körper braucht die Luft, weil sie den Sauerstoff enthält, den die Körperzellen zur Verarbeitung der Nahrung benötigen. Außerdem nimmt die Luft beim Ausatmen das Kohlendioxid mit hinaus, das bei der Nahrungsverarbeitung als Abfallstoff entsteht und nicht mehr gebraucht wird. Durch den Atem werden etwa 70% der im Körper befindlichen Giftstoffe ausgeschieden. Der Luftstrom ist also ein Transportmittel zur Versorgung und Entsorgung unseres Körpers.

Unser Atem ist Grundlage aller Lebensvorgänge: Er ist mit dem Blutkreislauf verbunden, beeinflusst unsere Körpertemperatur, die Verdauungsorgane, unser Nevensystem, unser Gehirn, alle anderen Organe und jede einzelne Körperzelle. Der Atem setzt unseren Stoffwechsel in Gang und ermöglicht damit Bewegung, Wachstum und Fortpflanzung. Bei mangelhafter Atmung werden diese Vorgänge eingeschränkt und wir werden krank. Eine gut funktionierende Atmung hingegen fördert alle gesunden Körperprozesse und damit unser Wohlbefinden.

Ohne Atem kann der Körper nicht bestehen: Wenn wir unseren letzten Atemzug getan haben, hören wir auf zu leben und sind tot; falls wir nicht durch künstliche Beatmung wieder ins Leben zurückgeholt werden.

Der atmende Körper

Der Weg des Atems

Wenn wir einatmen, strömt die frische, das heißt sauerstoffreiche Luft durch unsere Nase oder unseren Mund nach hinten in die Kehle. In der Nase wird die Atemluft zunächst gefiltert, vorgewärmt und angefeuchtet. Größere Staubteilchen bleiben zwischen den Härchen in der Nase hängen, kleinere bleiben auf der Schleimhaut kleben. Durch die Kehle fließt die Luft dann in die Luftröhre. Wo diese sich verzweigt, strömt die Luft nach beiden Seiten in die Bronchien und von dort in immer feinere Verästelungen bis zu den einzelnen Lungenbläschen.

Diese Bläschen sind von vielen Blutgefäßen umsponnen. Die Wände der Lungenbläschen und der Blutgefäße sind durchlässig, sodass der Sauerstoff hindurchdringen und sich mit den roten Blutkörperchen verbinden kann. Diese schwimmen dann zum Herzen und werden von dort durch die Blutgefäße gepumpt, um den Sauerstoff zu allen Körperzellen zu bringen.

Jede Zelle arbeitet wie ein kleines Kraftwerk, sie gewinnt nämlich mit Hilfe des Sauerstoffs aus unseren Nährstoffen Energie zum Betrieb des Körpers. Das Blut kehrt von den einzelnen Zellen wieder zur Lunge zurück und beendet so seinen Kreislauf. Bei seiner Rückkehr von den Zellen zur Lunge nimmt es auch das Kohlendioxid mit, das bei der Verarbeitung der Nährstoffe entstanden ist. In der Lunge dringt diese verbrauchte Luft durch die Wände der Lungenbläschen und wird durch die Atemwege, d. h. die Bronchien, die Luftröhre und den Mund oder die Nase wieder nach draußen befördert. Dieser dauernde Kreislauf bewirkt, dass die Zellen ständig aktiv sein und den Körper mit Nährstoffen versorgen können. Das Atemzentrum befindet sich in unserem Zentralnervensystem. Es teilt den Atemmuskeln über Nervenleitungen mit, wie oft und wie stark sie sich

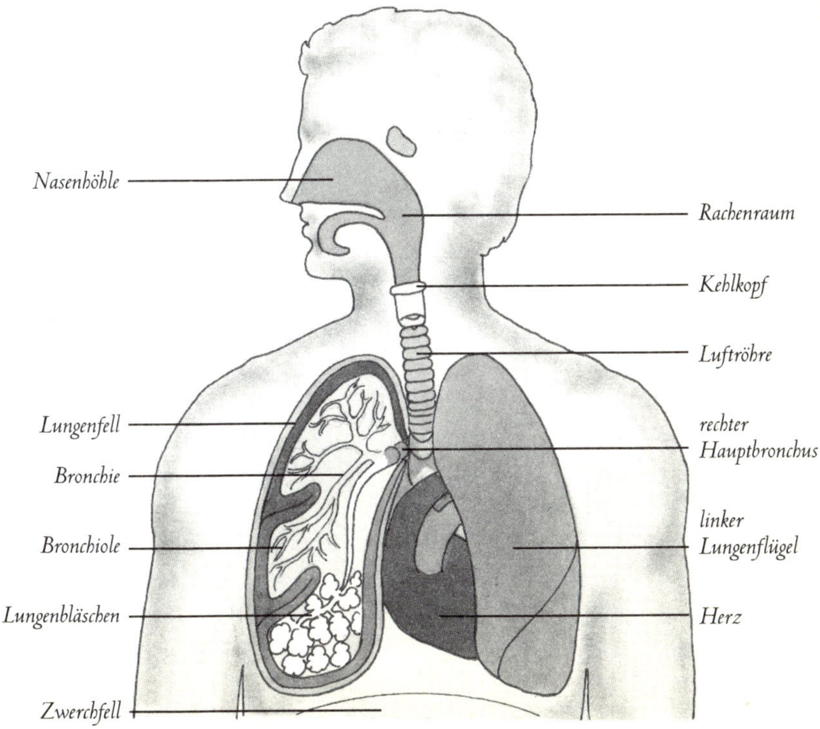

Die Atmungsorgane

zusammenziehen sollen, d. h. wie häufig und tief die Atemzüge sein sollen. Das Atemzentrum erhält ständig Rückmeldungen von Messfühlern, die im Mund, in den Rippen und im Brustfell sitzen. Sie teilen dem Zentrum mit, ob zu viel oder zu wenig Atem hereinströmt. Entsprechend werden dann die Befehle an die Atemmuskeln verändert. Ein Beispiel:
Wir alle haben schon erlebt, daß der Körper bei akuten Krankheitszuständen wie Fieber und Entzündungen von sich aus die Atmung, damit also die Sauerstoffzufuhr, beschleunigt.
Im Ruhezustand atmet ein erwachsener Mensch durchschnittlich zehn- bis fünfzehnmal in der Minute ein und aus, und zwar jedes Mal etwa einen halben Liter Luft. Bei körperlicher Betätigung brauchen wir mehr Luft, daher vertiefen und beschleunigen sich dann die Atemzüge. Bei sportlichen Leistungen können mit bis zu dreißig Atemzügen pro Minute jedes Mal bis zu drei Liter Luft eingeatmet werden.

Der Atemapparat

Das zentrale Atmungsorgan ist die Lunge, die die Atemluft aufnimmt und abgibt. Sie befindet sich im mittleren und oberen Teil des Brustkorbes und wird durch die Rippen geschützt. Die obersten Lungenspitzen reichen bis zu den Schlüsselbeinen hinauf. Der Atemfluss geht durch die Nase, den Rachenraum, die Luftröhre und die Bronchien in die Lunge. Diese besteht aus drei rechten und zwei linken Lungenlappen. In ihnen verzweigen sich die Bronchien in immer dünner werdende Ästchen, deren feinste Ausläufer zu den Lungenbläschen führen. Alle Lungenbläschen zusammen besitzen eine Oberfläche von ungefähr der Größe eines Tennisplatzes. Auf ihr findet der Gasaustausch mit den Blutkörperchen statt. Das heißt: Die Blutkörperchen geben Kohlendioxid ab und nehmen Sauerstoff auf.
Beim Einatmen wird die Lunge jedes Mal geweitet und saugt damit Luft an. Beim Ausatmen wird sie verkleinert und drängt die Luft hinaus, so wie wenn man eine Gummispritze zusammendrückt. Das geschieht von außen durch Dehnung und Zusammenziehen der umgebenden Brust- und Bauchmuskulatur sowie des Zwerchfells. Darum lernt man im Erste-Hilfe-Kursus auch, die Atmung eines Verunglückten wieder in Gang zu bringen, indem man regelmäßig auf seinen Brustkorb drückt und wieder loslässt.

Wenn wir unsere Atmung verbessern wollen, müssen wir also auf die Brust- und Bauchmuskeln so einwirken, dass sie die Lunge stärker und länger zusammenpressen. Wie dies im Einzelnen geschieht, wird im Übungsteil des Buches gezeigt.

Die atmende Seele

Der Atem steht in enger Wechselbeziehung zu unseren Gefühlen: Ein glücklicher Mensch z. B. atmet leicht und lustvoll; ein bedrückter Mensch atmet gepresst, schwach oder krampfhaft. Wenn wir erschreckt werden, halten wir den Atem an, und bei einer Wendung zum Guten atmen wir tief auf. Beobachten Sie sich einmal, wenn Sie beim Zahnarzt sitzen: Verspannen Sie sich und halten Sie vielleicht sogar den Atem an? Durch solche Verkrampfungen wird der Schmerz im Augenblick vielleicht weniger spürbar, aber die Ursache des Schmerzes wird dadurch nicht aufgelöst, sondern festgehalten. Kummer, Enttäuschung, Wut oder Ärger können wir nur durch tiefes Atmen lösen, nicht durch Atemanhalten.
Durch eine bewusste und gewollte Änderung der Atmung können wir unsere Stimmung verändern: Tiefes kräftiges Atmen hebt die Stimmung, beruhigt und gibt Zuversicht. Ein ausgeglichener Atem bewirkt vegetative Ordnung, ein ausgeglichenes Gemüt und Vertrauen. Mit Hilfe des Atmens können wir Spannungen abbauen, Ärger, Kummer, Angst und Enttäuschungen entschärfen und „wegatmen". Spirituelle Lehrer empfehlen bestimmte Atemübungen darüber hinaus sogar als ein Mittel zu spirituellem Wachstum.
Die beste Atemübung für alle Menschen ist jedoch das Lachen! Beim Lachen stoßen wir den Atem ruckartig aus, bis wir keine Luft mehr kriegen und erneut einatmen müssen. Beim herzlichen Lachen ist die gesamte Atemmuskulatur beteiligt und Sie spüren selbst, wie das Zwerchfell auf und ab hüpft. Lachen Sie also viel und bringen Sie andere Menschen zum Lachen; damit tun Sie etwas für Ihre Gesundheit und stärken nachweislich Ihre Immunabwehr!

Die Befreiung des Atems

Ja, der Atem muss befreit werden, denn bei vielen Menschen bewegt er sich wie in einer Gefängniszelle, die durch erstarrte und verkrampfte Körperteile begrenzt wird und ihm nur noch wenig Platz lässt. Von Natur aus sind wir eigentlich darauf ausgerichtet, uns den ganzen Tag lang in frischer Luft zu bewegen, wie es die Tiere auch tun. Unsere Zivilisation hat es jedoch mit sich gebracht, dass wir bereits mit Beginn des Schulalters stundenlang still sitzen müssen, was sich für viele Menschen dann im Beruf fortsetzt. Bei solchem Bewegungsmangel verflacht die Atmung. Ferner können durch Dauerstress oder Depressionen der Brustkorb und das Zwerchfell an Elastizität verlieren, sodass sie tatsächlich wie erstarrt wirken. Die dadurch entstehende ständige „Mini-Atmung" führt zu Ermüdung, Gereiztheit, Kopfschmerzen und Nervosität.
Die menschliche Atmung reagiert sehr empfindlich auf Angst, Sorgen, Hektik, Unzufriedenheit, Ehrgeiz oder Leistungszwang. In solchen Fällen arbeitet der Mensch sozusagen „mit angezogener Bremse", d. h. er atmet nur flach und oberflächlich, weil seine Atemmuskeln angespannt sind, und es wird nicht mehr genügend Sauerstoff zu den Zellen transportiert.
Auf die Dauer stellen sich dann chronische Erkältungen, Kreislaufstörungen, Magengeschwüre oder Herz- und Rückenbeschwerden ein.

Bewusstes Atmen

Um oben genannte negative Folgen zu beseitigen oder von vornherein zu verhindern, müssen wir dem Atem dazu verhelfen, sich in Freiheit so weit auszudehnen, wie es von der Natur vorgesehen ist. Der erste Schritt dazu ist, dass wir in den folgenden Kapiteln uns des Atemvorgangs bewusst werden und ihn bei uns selbst genauer kennen lernen.
Der zweite Schritt ist die bewusste Entspannung aller Muskeln. Darum enthalten die Übungsvorschläge im zweiten Teil des Buches auch Entspannungsübungen. Je bewusster wir unseren Atem vertiefen, umso kräftiger, gesünder und aktiver werden wir, desto klarer und konzentrierter können wir denken und desto erfolgreicher können wir unser Leben meistern.

Wir können unseren Atem steuern

Das Atmen unterscheidet sich von anderen Körpervorgängen dadurch, dass es nicht nur eine automatische Körpertätigkeit ist, die unabhängig von unserem Willen durch das autonome Nervensystem gesteuert wird, sondern auch willkürlich beeinflusst werden kann. Wir können bewusst selbst wählen, ob wir tief oder flach, schnell oder langsam, rhythmisch oder arhythmisch, locker oder gepresst atmen wollen. Und wir können förderliche Atemgewohnheiten ausbilden.
Der Atem unterscheidet sich von Mensch zu Mensch in seinem Rhythmus, seiner Tiefe und seinem Tempo. Der individuelle Atem ist oft verzerrt durch Verspannungen und Atemblockierungen, die durch bestimmte Körperhaltungen, Krankheiten oder Stresssituationen bedingt sind.
Mithilfe gezielter Übungen können diese Atemmängel abgebaut werden, sodass eine gesunde Vollatmung wirksam wird. Schon eine geringe Verbesserung der Atmung hat eine spürbare Steigerung der Lebensqualität zur Folge.
Zur Anregung des Atmens dienen alle aeroben Tätigkeiten und Sportarten, das sind eben solche, zu denen man viel Luft braucht, wie z. B. Laufen, Rad fahren (auch auf Heimtrainern), Schwimmen, Tanzen, Gymnastik und Aerobic.

Die gesunde Vollatmung

Bei der Vollatmung setzen wir sämtliche Atemmuskeln ein und nutzen unsere Lungenkapazität voll aus, d. h. Sauerstoff und Kohlendioxid werden auf der gesamten Lungenoberfläche ausgetauscht. Bei der Vollatmung werden 50 bis 75 Liter Luft pro Minute ausgetauscht, statt nur sieben bis zehn bei der Flachatmung. Durch die so vermehrte Sauerstoffzufuhr kann der Körper seine Aufgaben optimal bewältigen, und beim Ausatmen wird er von Schlacken, Ballast und Verbrauchtem weitgehend wieder befreit.
Wir erreichen die Vollatmung, indem wir – wie nachstehend gezeigt wird – bestimmte Körperhaltungen und Bewegungen einsetzen, die die Atemmotorik kräftigen und Atemtiefe, Atemhäufigkeit und Atemrhythmus

regulieren. Die Wirkungen dieser Einzelverfahren summieren sich und tragen dadurch wesentlich zum subjektiven Wohlbefinden des Übenden und zu einem besseren körperlichen Gesamtzustand bei. Am Anfang des Übungsteils werden einige Grundübungen gezeigt, mit denen Sie sich die Vollatmung auf einfache Weise aneignen können.
Menschen mit Flachatmung bewegen meist nur den Brustkorb und in geringem Maße noch das Zwerchfell; bei der Vollatmung werden jedoch außerdem der Bauch, die Flanken, die Lenden und einige Rückenmuskeln bewegt.

Die Brustatmung

Zwischen den Rippen des Brustkorbs verlaufen Muskeln, die beim Einatmen die Rippen vorschieben. Die im Innern des Brustkorbs liegende Lunge folgt dieser Bewegung, dehnt sich aus und füllt den nun größer gewordenen Brustraum aus. Dadurch wird Luft angesaugt. Wenn sich die Zwischenrippenmuskeln wieder entspannen, senken sich die Rippen, der Brustkorb wird wieder enger und die Luft wird aus der Lunge hinausgedrückt; das heißt, wir atmen aus.
Um den Umfang der Brustatmung deutlich wahrzunehmen, machen Sie einmal folgenden Versuch: Legen Sie sich flach auf den Rücken und legen Sie Ihre Hände ohne Druck links und rechts so auf den unteren Teil des Brustkorbs, dass sich Ihre Zeigefinger am unteren Ende des Brustbeins treffen. Das Brustbein ist der Knochen in der oberen Mitte des Brustkorbs. Nun atmen Sie ein und spüren Sie, wie der Brustkorb sich ausdehnt!

Die Bauchatmung

Viele Menschen ziehen ständig den Bauch ein, um schlanker auszusehen. Dadurch wird ihre Atemkapazität stark eingeschränkt. Bei der Bauchatmung strecken wir zum Einatmen den Bauch weit heraus. Beim Ausatmen ziehen wir den Bauch dann wieder ein.
Um die Vorgänge bei der Bauchatmung deutlich wahrzunehmen, machen Sie folgenden Versuch: Legen Sie sich flach auf den Rücken und legen Sie

Ihre Hände vorn auf den Bauch. Wölben Sie beim Einatmen den Bauchmuskel so weit wie möglich vor. Ziehen Sie beim Ausatmen den Bauchmuskel ein und spüren Sie den Unterschied.

Die Zwerchfellatmung

Das Zwerchfell ist eine Haut, die quer im Körper liegt und unseren Brustraum vom Bauchraum trennt. Wenn wir einatmen, senkt es sich nach unten, sodass die Lunge mehr Platz erhält, um sich auszudehnen und Luft aufzunehmen. Dabei drückt das Zwerchfell auf die unter ihm liegenden Organe, vor allem auf die Därme und die Leber, die dadurch massiert werden. Beim Ausatmen bewegt sich das Zwerchfell wieder nach oben und hilft so, den Brustraum zu verengen und die Lunge zusammenzudrücken (siehe Abbildungen unten).

Um die Bewegungen des Zwerchfells beim Atmen zu spüren, machen Sie bitte folgenden Versuch: Legen Sie sich flach auf den Rücken und legen Sie Ihre Hände vorn auf die Taille. Atmen Sie nun ein, indem Sie bewusst den Bauch herausstrecken. Spüren Sie, wie das Zwerchfell sich in den frei werdenden Bauchraum nach unten senkt und wie es beim Ausatmen und Einziehen des Bauches wieder nach oben gedrückt wird.

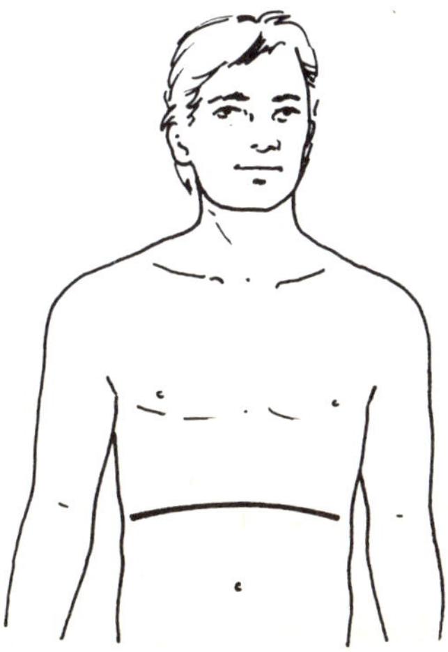

Lage des Zwerchfells beim Einatmen

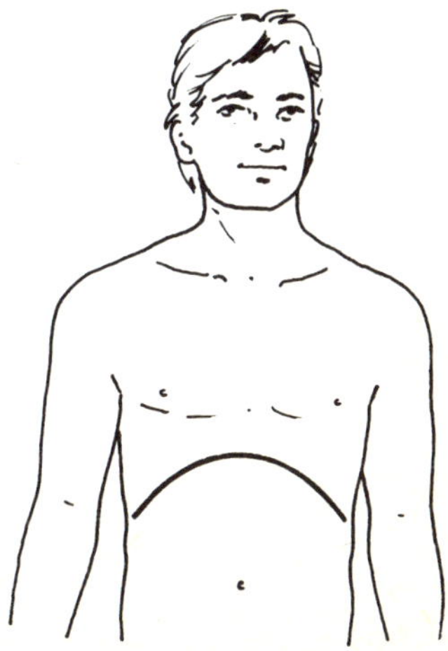

Lage des Zwerchfells beim Ausatmen

Wenn Sie so tief wie möglich einatmen, spüren Sie, dass der Körper sich auch seitlich ausdehnt. Dabei handelt es sich um die Flanken- und die Lendenatmung.
Es gibt heute eine Anzahl von Geräten zur Vertiefung der Atmung und zum Training der Atemmuskulatur, so genannte Atemtrainer. Ferner kann man auch durch Inhalationsgeräte und durch Biofeedbackgeräte die Atmung verbessern. Ausführliche Beschreibungen finden Sie in dem Buch „Atem-Techniken" – siehe Literaturverzeichnis im Anhang.

Atmen als Therapie

Was ist Atemtherapie?

Die Atemtherapie zeigt, wie wir mithilfe des Atems seelische und körperliche Befindlichkeiten ändern können.
Wenn wir vergleichen, wie unterschiedlich der Körper bei der Flachatmung (7-10 l Luft pro Minute) und bei der Vollatmung (50 bis 75 l) mit Sauerstoff versorgt wird, leuchtet sofort ein, dass viele seelische und körperliche Beschwerden schon dadurch gelindert oder sogar geheilt werden können, dass wir unsere Atemgewohnheiten verbessern. Denn wenn die erkrankten Zellen mehr Sauerstoff erhalten, können sie mehr Nährstoffe verbrennen. Dadurch erhalten sie mehr Energie und können ihre natürlichen Funktionen besser ausüben und sich in vielen Fällen selbst heilen. Um die Menschen darin zu unterstützen, hat sich die Atemtherapie als eigenständige Disziplin entwickelt und etabliert.
Schon vor tausenden von Jahren wussten die chinesischen Heilkundigen um die Zusammenhänge zwischen Atem und Gesundheit. In ihren überlieferten Übungen des Tai Chi und des Qui Gong spielt der Atem eine wesentliche Rolle. Viele Übungen in diesem Buch sind chinesischen Anleitungen entnommen. Andere beruhen auf europäischen Atemsystemen oder entstammen eigenen Erfahrungen der Autorin.
Dieses Buch hilft dem Leser, mit einer neuen Einstellung zur Gesundheit vertraut zu werden, indem er selbstverantwortlich mit seinem Körper umgeht. Es gehört damit in eine Reihe mit anderen Methoden, mit denen

der Laie für sich Verantwortung übernimmt; das sind z. B. die Homöopathie, die Akupressur und die Körperenergiearbeit, das Co-Counseln, die Arbeit mit Bachblüten und die Geistige Integration.
Alle diese Methoden sind auch mit der Atemtherapie kombinierbar. So machen Akupunktur und Akupressur die Energiebahnen im Körper durchlässig und erleichtern dadurch den innerkörperlichen Austausch. Körperenergiearbeit bewirkt, dass Blockierungen aufgelöst werden und alle Zellen erreichbar werden und voll am Stoffwechsel teilhaben können. Homöopathie und Bachblüten stärken die Selbstheilungskräfte des Körpers ebenso wie gezielte Atemübungen. Das Co-Counseln unterstützt die Atemtherapie, indem es seelische Blockierungen bearbeitet und das seelische Gleichgewicht wiederherstellt.
Sie finden heute in jeder Stadt Atemtherapeuten. Allen gemeinsam ist die Grundlage, dass sie den Patienten ihren Atem und die Art ihres Atmens bewusst machen wollen. Die atemtherapeutischen Methoden sind meist von einer bestimmten Richtung oder Schule geprägt. Die wichtigsten sind:

- Der „erfahrbare Atem" nach Prof. Ilse Middendorf
- Die „funktionelle Atemtherapie" nach Dr. Julius Parow
- Die „willentlich-bewusste Atmung" nach Dr. Adolf Holl
- Die Schule Schlaffhorst-Andersen für Atmung und Stimme
- Die „ganzheitliche Atemschulung" nach Klara Wolf
- Das „intuitive Atmen" nach Karl Scherer
- Das „Rebirthing"

In der Bioenergetik, der Eutonie, dem Shiatsu und vielen anderen Körpertherapien wird ebenfalls Wert auf richtiges Atmen gelegt. Seit Dr. med. Read ist auch bekannt, dass gebärende Frauen den Geburtsvorgang durch entsprechendes Atmen unterstützen können, um eine natürliche und schmerzlose Geburt zu Wege zu bringen.
Eine Sonderstellung nimmt die Sauerstofftherapie ein, die dem Patienten eine Extra-Dosis an Sauerstoff zur Verfügung stellt. Sie wird bei schweren Atemwegserkrankungen wie chronischer Bronchitis, chronischem Asthma oder Lungenemphysem angewandt und muss über längere Zeit hinweg unter ärztlicher Aufsicht durchgeführt werden. Sauerstoff wurde 1772 zum ersten Mal künstlich hergestellt. Er wird dem Patienten über eine

Atemmaske oder durch eine Nasensonde zugeführt. Heute gibt es eine Anzahl von Geräten für diesen Zweck. Die Sauerstofftherapie kann die Lebenserwartung des Kranken beträchtlich erhöhen.

Übungsformen

Wenn Sie in einer Gruppe Atemübungen machen und Ihre Erfahrungen austauschen wollen, finden Sie in den Programmen von Volkshochschulen und Familienbildungsstätten Angebote von Atemkursen. Eine Gruppe hat den Vorteil, dass man die Übungen vorgemacht bekommt und bei anderen beobachten kann, wie sie durchgeführt werden. Der Nachteil ist die Festlegung auf ein einheitliches Tempo, das Ihren individuellen Bedürfnissen vielleicht nicht entspricht, und die Gefahr, dass man es bei der einen gemeinsamen Übungsstunde belässt. Eine Stunde wöchentlich ist aber zu wenig, es müssen tägliche Übungen zu Hause hinzukommen, wenn Sie Ihre Atmung verbessern wollen.
Wenn Sie persönliche Anleitung und Begleitung bei der Atemarbeit wünschen, schauen Sie im Branchenbuch Ihrer Stadt unter „Krankengymnastik“, „Logopädie“ oder „Physiotherapie“ nach; dort finden Sie auch Atemtherapeuten.

Weiterführende Atemarbeit

Wenn Sie die hier beschriebenen Atemübungen verstehen und ausführen können und ihre wohltuende Wirkung spüren, möchten Sie vielleicht die Menschen in Ihrer Umgebung daran teilhaben lassen.
Wenn Sie zu Hause oder im Beruf mit Kindern und Jugendlichen zu tun haben, beobachten Sie, ob diese sich beim Spielen viel bewegen und genügend tief atmen. Wenn das nicht der Fall ist, können Sie ihnen in spielerischer Form den Unterschied zwischen Flachatmung und Tiefenatmung bewusst machen und einige Atemübungen vormachen. Wenn man bereits bei den Kindern mit der Erziehung zum richtigen Atmen beginnt, lassen sich viele Beschwerden im späteren Leben vermeiden.
Betreuen Sie ältere Menschen, Behinderte oder Kranke, können Sie ebenso verfahren und damit den Ihnen Anvertrauten Linderung verschaffen.

Achten Sie dabei auch auf die Ernährung: Nährstoffarme Lebensmittel, wie z. B. weißes Brot, brauchen Sauerstoff zu ihrer Verarbeitung, nutzen dem Körper aber wenig, d. h. der benötigte Atem wird unrationell eingesetzt.

Übergewicht behindert die Atmung, weil der überquellende Bauch die Rippen nach unten in die Ausatemstellung zieht. Beim Einatmen muss auch der Bauch mit angehoben werden, das heißt, bei einem schweren Bauch muss bei jedem Atemzug zusätzliche Arbeit geleistet werden.

Die Übungen

Grundübungen zur Vollatmung

Alle körperlichen Beschwerden gehen mit Atemstörungen einher und können durch vertiefte Atmung gelindert oder ganz behoben werden. Infektionskrankheiten z. B. können durch Vollatmung gelindert werden, weil Bakterien am besten in einer sauerstoffarmen Umgebung gedeihen und absterben, wenn man ihnen Sauerstoff zuführt. Die Regulierung des Atems ist darum bei allen Beschwerden eine grundsätzliche Voraussetzung für die Genesung.

Grundregeln

- Üben Sie in bequem sitzender Kleidung; legen Sie alle beengenden oder hinderlichen Kleidungsstücke ab, wie z. B. Krawatten, Gürtel, Büstenhalter, aber auch Brillen, Armbänder und Armbanduhren.
- Die Kleidung sollte aus Naturfasern bestehen (Baumwolle, Wolle oder Seide), nicht aus Polyester oder Polyamid, da diese die Hautatmung erschweren.
- Üben Sie in frischer Luft, entweder draußen im Freien, am offenen Fenster oder in einem vorher gut durchlüfteten Raum, weil dort die Luft mehr Sauerstoff enthält.
- Üben Sie regelmäßig, möglichst jeden Tag.
- Atmen Sie immer durch die Nase ein und aus.
- Konzentrieren Sie sich auf Ihren Atem. Wenn Sie merken, dass Sie an ganz etwas anderes denken (möglicherweise an den Einkaufszettel für morgen oder die Arbeitsverteilung im Büro), dann schalten Sie diese Gedanken ab und kehren Sie mit Ihrer Aufmerksamkeit zum Atmen zurück.
- Nach dem Essen muss sich der Körper auf die Verdauung konzentrieren und kann daher nicht mit voller Kraft am Atemgeschehen teilnehmen. Warten Sie daher mit dem Üben ein bis zwei Stunden.

Gelegenheiten zum Üben

Richtiges Atmen ist im Grunde ganz einfach. Die nachfolgenden Grundübungen sind als Einstieg in die Atemarbeit gedacht und können bei jeder Art von Beschwerden angewandt werden. Das Ziel ist, den Körper so an die gesunde Vollatmung zu gewöhnen, dass er sie nach einer Weile von selbst automatisch ausführt, Tag und Nacht, und nicht nur, wenn man sich schlecht fühlt.
Wenn Sie erst einmal so weit sind, brauchen Sie keine besonderen Übungen mehr zu machen. Sie müssen dann auch keine extra Zeiten mehr dafür aussparen, sondern können überall und jederzeit richtig atmen, beim Lesen, beim Fernsehen, bei der täglichen Busfahrt oder wo Sie sich gerade befinden. Machen Sie es sich zur Gewohnheit, bestimmte Tätigkeiten oder bestimmte Orte in Ihrem Tagesablauf mit bewusster Tiefenatmung zu verbinden.

Der Fließtest

Benutzen Sie die folgenden Grundübungen zu einem Test: Beobachten Sie, ob bei der Durchführung Ihr Atem gleichmäßig und ungehindert durch den Körper fließt. Wenn sich irgendwo Stockungen zeigen, das Gefühl des „Zu-Seins", das Gefühl von Hindernissen oder Blockierungen, dann prüfen Sie an dieser Stelle den Atemfluss immer wieder, bis Sie feststellen, dass die Luft ungehindert und leicht ein und aus fließt. Machen Sie sich dazu eine Checkliste wie die folgende:

Übung	*Behinderung festgestellt am:*	*Durchlässig geworden am:*
Kniestütz	*1.5.*	*10.5.*
Armheben	*4.5.*	*21.5.*
etc.	*....*	*....*

Sie werden mit der Zeit in Ihrem Gefühl für den Atemfluss immer sicherer und sensibler werden. Wenden Sie dieses Gefühl auch bei allen Übungen im nachfolgenden praktischen Teil als Kriterium der Selbstbeobachtung an und fragen Sie sich: Fließt der Atem überall leicht und gleichmäßig? Oder ist er irgendwo blockiert? Wo fließt er nicht? Wie kann ich den Atemfluss verbessern?

Die folgenden Übungen sollen ohne Anstrengung ausgeführt werden, locker und ohne Anspannung. Strengt eine Übung Sie an, brechen Sie sie ab und probieren Sie sie zu einem späteren Zeitpunkt, wenn Sie vielleicht etwas ausgeruhter sind.

Die Übungen im Stehen

Kniestütz rechts und links

Ausgangsposition: Stellen Sie sich aufrecht und locker hin, die Füße etwa schulterbreit auseinander.

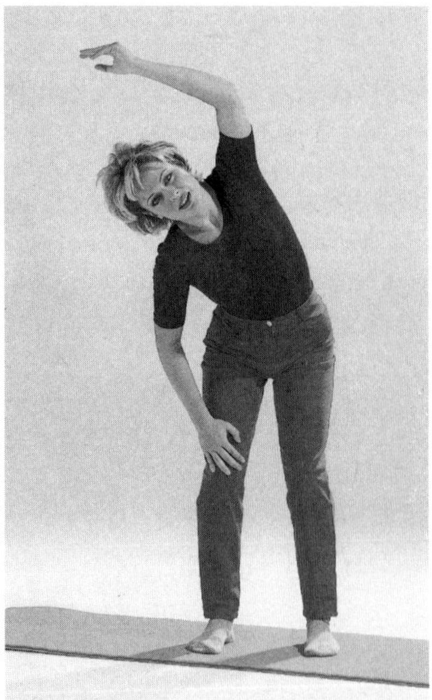

Beugen Sie sich vor und stützen Sie sich mit der rechten Hand auf Ihr rechtes Knie. Lassen Sie den linken Arm locker herunterhängen. Atmen Sie dabei aus.

Heben Sie nun den ausgestreckten linken Arm langsam zur Seite und weiter nach oben bis über den Kopf. Atmen Sie dabei ein. Biegen Sie ihn so weit wie möglich über den Kopf zur anderen Seite.

Nun atmen Sie weiter ein und heben Sie den rechten Arm zur Seite, strecken ihn aus und biegen ihn ebenfalls über den Kopf. Richten Sie sich dann ganz auf. Beim Ausatmen bewegen Sie die Arme wieder nach unten in die Ausgangsposition.

Nun stützen Sie sich mit Ihrer linken Hand auf Ihr linkes Knie und heben Sie den locker hängenden rechten Arm empor bis über den Kopf und atmen Sie dabei ein. Heben Sie auch den linken Arm über den Kopf. Beim Ausatmen bewegen Sie die Arme wie zuvor wieder nach unten in die Ausgangsposition. Ihre Bewegungen sollen langsam und kontrolliert vor sich gehen.
Führen Sie die vorstehende Bewegungsfolge in aller Ruhe 10-mal hintereinander aus.

Aufrichten

AUSGANGSPOSITION: Stellen Sie sich aufrecht und locker hin, die Füße etwa schulterbreit auseinander.
Beugen Sie sich vor und lassen Sie die Arme locker vor sich herunterhängen, sodass die Fingerspitzen ungefähr Ihre Fußspitzen berühren. Atmen Sie dabei aus.
Nun richten Sie sich langsam auf, wobei Sie die Arme hängen lassen. Atmen Sie dabei ein. Sobald Sie aufrecht stehen, heben Sie die Arme nach vorn und dann weiter nach oben, bis sie links und rechts vom Kopf senkrecht nach oben zeigen.
Lassen Sie die Arme langsam nach vorn und unten sinken und atmen Sie dabei aus (siehe rechts).
Bringen Sie dabei auch langsam den Oberkörper vor, bis Sie wieder in der Ausgangsposition stehen. Führen Sie die gesamte Bewegungsfolge 10-mal hintereinander aus.

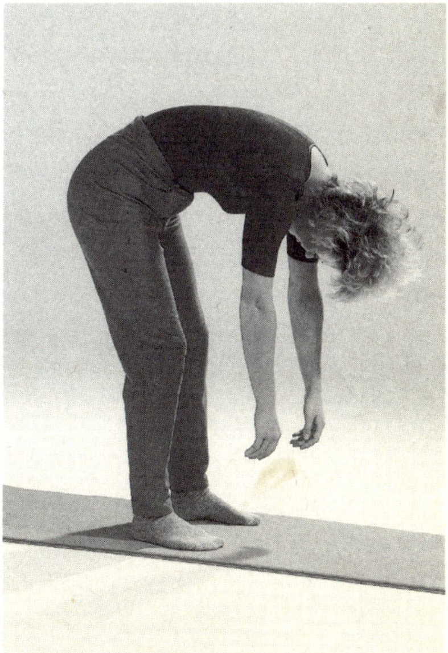

Der Blasebalg

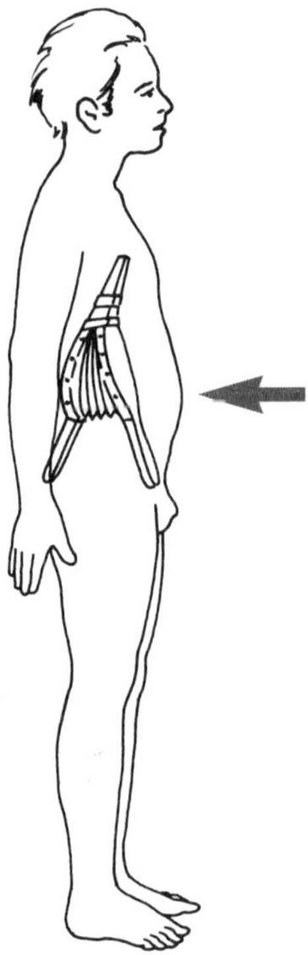

AUSGANGSPOSITION: Stellen Sie sich aufrecht und locker hin, die Füße geschlossen nebeneinander.
Stellen Sie sich vor, dass in Ihrem Bauch ein Blasebalg steht, der mit der Ausgangsdüse nach oben in Ihre Luftröhre zeigt (siehe rechts).
Atmen Sie nun aus und drücken Sie mit den Bauchmuskeln den vorgestellten Blasebalg ganz zusammen. Während Sie dann einatmen, dehnen sich Bauch und Blasebalg wieder aus.
Führen Sie diese Übung 10-mal hintereinander durch und ruhen Sie sich dann aus.

Blasebalg im Gehen

Die vorstehende Übung können Sie auch im Gehen durchführen. Lassen Sie dabei Ihre Arme locker vor und zurück pendeln. Bringen Sie Ihren Athemrhythmus mit Ihrer Schrittfolge in Einklang, z. B. indem Sie 4 Schritte lang einatmen und 6 Schritte lang ausatmen, oder – wenn Ihre Atemzüge tiefer werden – 5 Schritte einatmen und 7 Schritte ausatmen. Stellen Sie selbst fest, welcher Rhythmus Ihnen am meisten zusagt.

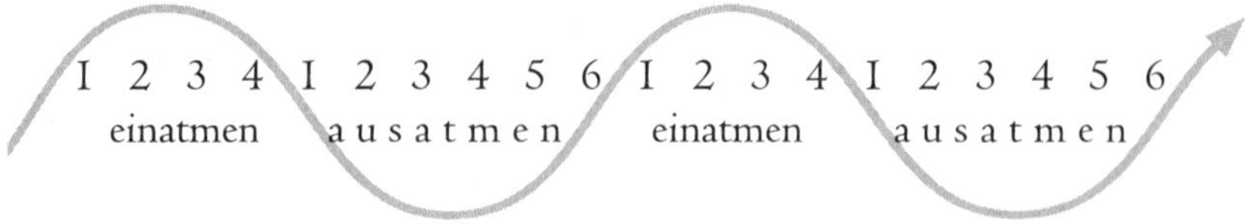

Auftrag: Nachspüren

Spüren Sie in Ihren Körper hinein: Was hat sich durch die Übungen verändert? Ist Ihnen wärmer oder kälter als vorher? In welchen Körperteilen? Sind Ihre Hände und Füße besser durchblutet? Sind Ihre Muskeln lockerer oder angespannter? In welchen Körperteilen? Fließt Ihr Atem leichter oder schwerer?

Die Übungen im Sitzen

Falls Sie wegen einer Beinverletzung, einer Behinderung oder wegen Krankheit nicht gut stehen können, führen Sie die folgenden Grundübungen im Sitzen durch.

Armheben

AUSGANGSPOSITION: Setzen Sie sich aufrecht auf einen Hocker oder einen Stuhl ohne Armlehnen. Die Füße stehen etwa 40 Zentimeter auseinander, während die Arme locker an den Seiten herunterhängen.

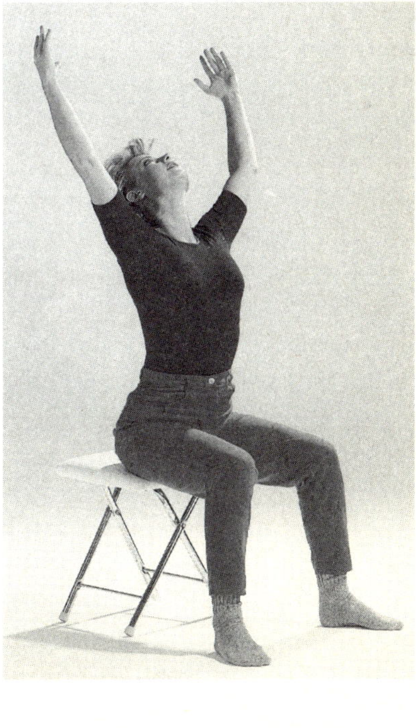

Heben Sie die ausgestreckten Arme langsam nach vorn und dann weiter nach oben, bis sie rechts und links vom Kopf an die Zimmerdecke zeigen. Lehnen Sie sich dann noch ein wenig nach hinten. Atmen Sie dabei ein (siehe rechts). Beim Ausatmen senken Sie die Arme langsam und beugen Sie den Oberkörper nach vorn, bis der Kopf nahe an den Knien ist und Ihre Arme nach hinten zeigen. Ihre Bewegungen sollen rhythmisch sein, ähnlich einer Ruderbewegung (siehe Seite 28 oben). Machen Sie diese Übung 10-mal.

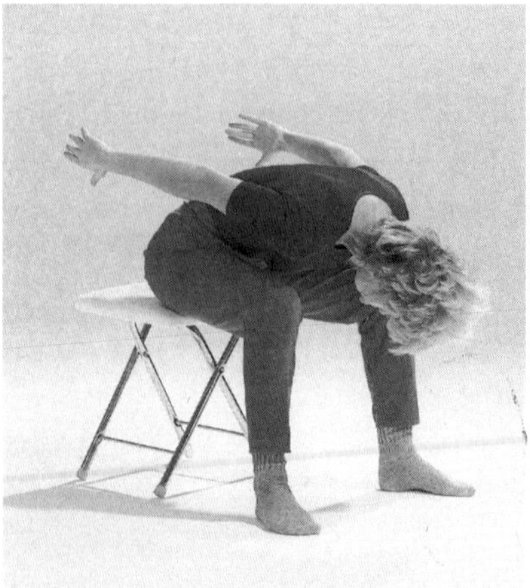

Auftrag: Richtig ausatmen

Richten Sie Ihre ganze Aufmerksamkeit auf das Ausatmen. Wenn Sie beim Ausatmen möglichst viel Luft aus Brust und Bauch hinausdrücken, geschieht das Einatmen ganz von selbst. Sie sollten sich aber nicht beim Ausatmen verkrampfen; nach einiger Übung werden Sie einen fließenden Wechsel zwischen der Anspannung und der Entspannung der Atemmuskeln erreichen.

Den Boden berühren

Ausgangsposition: Setzen Sie sich aufrecht auf einen Hocker oder einen Stuhl ohne Armlehnen. Die Füße stehen etwa 40 cm auseinander; die Arme hängen locker an den Seiten herunter.

Heben Sie beim Einatmen den rechten ausgestreckten Arm langsam nach vorn und weiter nach oben, bis er rechts vom Kopf zur Zimmerdecke zeigt (siehe rechts). Beim Ausatmen senken Sie den Arm langsam wieder und beugen den Oberkörper seitwärts zur rechten Seite, bis Sie mit der rechten Hand den Fußboden berühren (siehe Seite 29 oben). Nun heben Sie beim Einatmen den linken ausgestreckten Arm langsam nach vorn und weiter nach oben, bis er

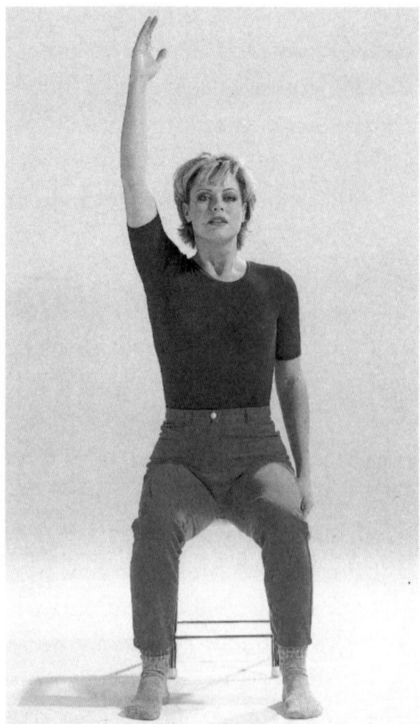

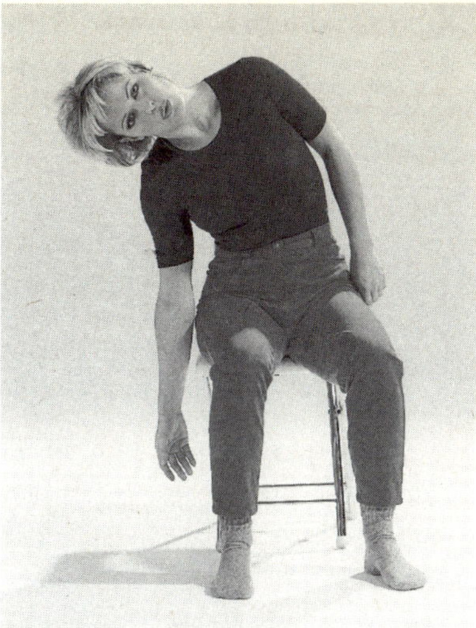

links vom Kopf zur Zimmerdecke zeigt.
Beim Ausatmen senken Sie den Arm langsam wieder und beugen den Oberkörper seitwärts zur linken Seite, bis Sie mit der linken Hand den Fußboden berühren.
Beim nächsten Einatmen richten Sie sich wieder auf und heben den rechten Arm wie schon beschrieben nach oben.
Führen Sie diese Übungsfolge wie beschrieben 10-mal hintereinander durch.

Den Oberkörper drehen

AUSGANGSPOSITION: Setzen Sie sich aufrecht auf einen Hocker oder einen Stuhl ohne Armlehnen. Die Füße stehen etwa 40 cm auseinander; die Arme hängen locker an den Seiten herunter. Falls Sie bettlägerig sind, setzen Sie sich im Bett aufrecht hin und stützen Sie den Rücken am Kopfteil des Bettes ab.

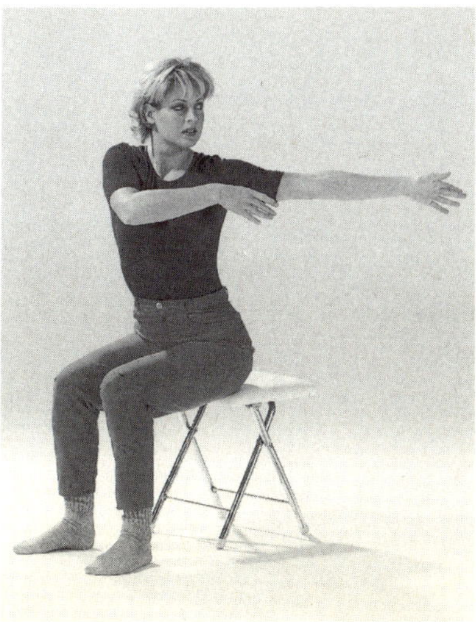

Atmen Sie ein und heben Sie dabei die ausgestreckten Arme langsam nach vorn, bis sie waagerecht von Ihnen weg zeigen. Drehen Sie dann den Oberkörper mit den ausgestreckten Armen nach links, bis beide Arme zur linken Seite zeigen.
Beim Ausatmen drehen Sie den Oberkörper und die Arme wieder nach vorn und lassen Sie die Arme sinken.

Nun atmen Sie wieder ein und heben Sie dabei die ausgestreckten Arme langsam nach vorn, bis sie waagerecht von Ihnen weg zeigen. Drehen Sie dann den Oberkörper mit den ausgestreckten Armen nach rechts, bis beide Arme nach rechts zeigen. Beim Ausatmen drehen Sie den Oberkörper und die Arme wieder nach vorn und lassen Sie dann die Arme sinken. Alle Bewegungen sollen langsam und kontrolliert durchgeführt werden.
Machen Sie diese Übungsfolge 10-mal und achten Sie auf den rhythmischen Ablauf der Bewegungen.

Auftrag: Nicht wollen, sondern geschehen lassen

Für alle Übungen – auch zu bestimmten Beschwerden – gilt: Führen Sie den Atemzug nicht willentlich herbei, sondern lassen Sie ihn geschehen! Das heißt: Geben Sie sich keinen Befehl wie „Jetzt atme ich ein!" Das könnte zur sogenannten Hyperventilation, einem zu schnellen Atmen und gesteigerter Unruhe führen, da dem Körper zu viel Sauerstoff zugeführt wird. Verhalten Sie sich also passiv und warten Sie in Ruhe ab, bis im Körper der unwiderstehliche Drang entsteht, einzuatmen. Das kann eine, fünf, zehn oder mehr Sekunden dauern. Unterdrücken Sie den Atem jedoch nicht! Lassen Sie ihn nach seiner eigenen Gesetzmäßigkeit geschehen.

Die Übungen im Liegen

Normalerweise wird die Atmung durch jede Art von Bewegung angeregt, so z. B. auch durch Gehen, Radfahren, Heben, Ziehen und Tragen. Wenn Sie ruhig im Bett liegen, entfallen all diese Anregungen. Das dient der Schonung, wenn eine Krankheit sich im akuten Stadium befindet und der Körper alle seine Kräfte zu ihrer Bekämpfung braucht. Während der darauffolgenden Genesungsphase jedoch, oder auch bei chronischen Krankheiten und Behinderungen ist es ebenfalls wichtig, dass der Körper gut mit Sauerstoff versorgt wird. Die dazu notwendige Vollatmung können Sie auch dann erreichen, wenn Sie bettlägerig sind.

Das Telefonbuch heben

AUSGANGSPOSITION: Legen Sie sich flach auf den Rücken und strecken Sie Arme und Beine aus. Auch der Kopf soll so flach liegen, wie es ohne Verkrampfung möglich ist. Legen Sie ein Telefonbuch oder ein anderes schweres Buch auf Ihren Bauch.

Entspannen Sie Ihr Kreuz, sodass Sie überall unter Ihrem Rücken die Matratze oder den Boden spüren können.

Nun atmen Sie ein, wobei Sie die Bauchdecke möglichst weit hochdrücken. Beim Ausatmen lassen Sie Ihren Bauch vom Gewicht des Telefonbuchs ganz hinunterdrücken, sodass alle Luft entweicht. Warten Sie dann ab, bis von selbst der Impuls entsteht, wieder einzuatmen und die Bauchdecke zu heben.

Führen Sie diese Übung 10-mal durch.

Im Liegen zur Seite drehen

AUSGANGSPOSITION: Legen Sie sich flach auf den Rücken und strecken Sie Arme und Beine aus. Auch der Kopf soll so flach liegen, wie es ohne Verkrampfung möglich ist. Entspannen Sie Ihr Kreuz, sodass Sie überall unter Ihrem Rücken die Matratze bzw. den Boden spüren können.

Die Drehung nach links: Atmen Sie ein und heben Sie Ihren rechten Arm langsam nach oben, bis er senkrecht zur Zimmerdecke zeigt. Atmen Sie nun aus und drehen Sie Ihren Oberkörper nach links, bis Ihr rechter Arm

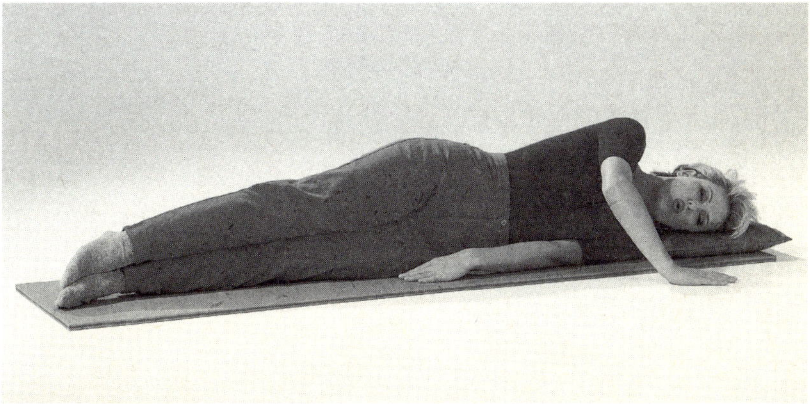

gerade nach vorn auf der Matratze bzw. dem Boden liegt (siehe Abbildung Seite 31). Atmen Sie wieder ein und drehen Sie den Oberkörper zurück, sodass Ihr Arm wieder senkrecht nach oben zeigt. Beim Ausatmen bleiben Sie auf dem Rücken liegen und lassen den ausgestreckten rechten Arm langsam sinken, sodass er rechts neben Ihrem Körper zu liegen kommt.
Die Drehung nach rechts: Atmen Sie ein und heben Sie Ihren linken Arm langsam nach oben, bis er senkrecht zur Zimmerdecke zeigt. Atmen Sie nun aus und drehen Sie Ihren Oberkörper nach rechts, bis Ihre linke Hand auf dem Bett bzw. dem Boden liegt. Atmen Sie wieder ein und drehen Sie den Oberkörper zurück, sodass Ihr Arm wieder senkrecht nach oben zeigt. Beim Ausatmen bleiben Sie auf dem Rücken liegen und lassen den ausgestreckten linken Arm langsam sinken, sodass er links neben Ihrem Körper zu liegen kommt.
Führen Sie die ganze Übungsfolge 10-mal durch.

Das Gesäß heben

Ausgangsposition: Legen Sie sich flach auf den Rücken und strecken Sie Arme und Beine aus. Auch der Kopf soll so flach liegen, wie es ohne Verkrampfung möglich ist. Schieben Sie Ihre Hände mit dem Handrücken nach oben flach unter das Gesäß.
Atmen Sie ein, heben Sie mit den Handrücken das Gesäß etwas an und schieben Sie es in Richtung Kopf. Heben Sie dabei auch den Brustkorb.

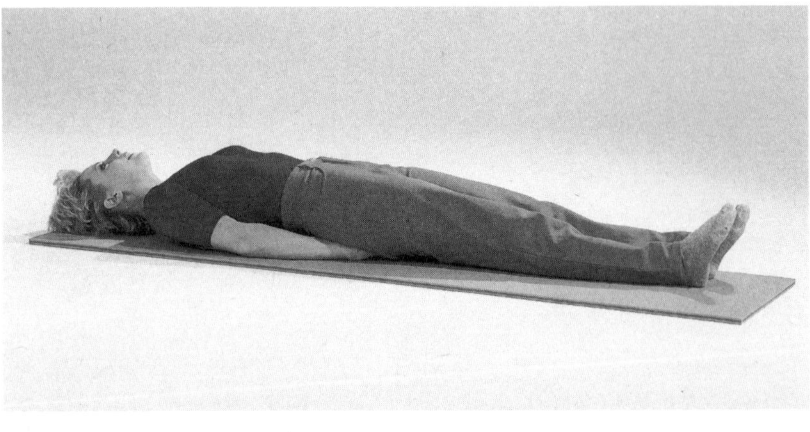

Beim Ausatmen lassen Sie Hände, Gesäß und Oberkörper wieder langsam sinken. Machen Sie diese Übung 10-mal hintereinander.

Spezialübungen

Für den anderen atmen

Wenn jemand in Ihrer Umgebung große Schwierigkeiten beim Atmen hat, z. B. weil er sehr verspannt oder sehr krank ist oder einen Schock erlitten hat und nicht ganz bei sich ist, können Sie ihm helfen, indem Sie bei sich hörbar mit der Tiefenatmung beginnen und sie fünf bis zehn Minuten lang fortführen, auch wenn Sie meinen, dass der andere dies nicht bemerkt. Ihr Atemrhythmus überträgt sich dennoch auf den Kranken, beruhigt diesen und hilft ihm, seinen eigenen Atem wieder zu finden und zu stabilisieren. Atmen Sie hörbar tief und gleichmäßig ein und aus. Voraussetzung für das Gelingen der Übertragung ist natürlich die körperliche Nähe zum Patienten: Setzen Sie sich dicht neben ihn, berühren Sie ihn, z. B. indem Sie seine Hand halten oder Ihre Hand auf seine Schulter oder seinen Arm legen. Sie können den Patienten auch zur bewussten Mitarbeit auffordern, falls er dazu in der Lage ist. Setzen Sie sich so hin, dass der Kranke Ihre Atemzüge sehen kann. Übertreiben Sie ein bisschen, indem Sie sich beim Einatmen sichtbar aufrichten. Sagen Sie: „Atme ein! Atme aus!" und lassen Sie dann wieder Ihren eigenen Atem hören.

Mit anderen atmen

Wenn Sie Kinder, Kranke oder Behinderte betreuen, sei es im Beruf oder zu Hause, ist es besonders wichtig, die Flachatmung auszugleichen, die durch Bewegungsmangel entsteht.
Stellen Sie sich so hin, dass der andere Sie sehen kann, und fordern Sie den Betreffenden auf, Ihnen alles nachzumachen. Suchen Sie eine passende Grundübung aus und führen Sie sie mit deutlichen Bewegungen vor. Korrigieren Sie die Bewegungen des anderen, wenn sie nicht der Anleitung entsprechen. Machen Sie alle Übungen mit und geben Sie einfache Erinne-

rungshilfen, wie zum Beispiel „Auf – ab, auf – ab", „links – rechts, links – rechts", „hin – her, hin – her" oder so ähnlich.

Akute körperliche Beschwerden

Fieber

Durch die starke Wärmeentwicklung, die wir Fieber nennen, zeigt der Körper an, dass er alle inneren Vorgänge intensiviert, um eine Störung zu bekämpfen. Dabei wird die Atmung oft schnell und flach. Wenn wir uns bewusst bemühen, sie zu vertiefen, helfen wir dem Körper damit.

Atemübungen

Machen Sie zunächst die Grundübungen zur Vollatmung im Stehen, Sitzen oder Liegen (siehe Seite 24 f.).

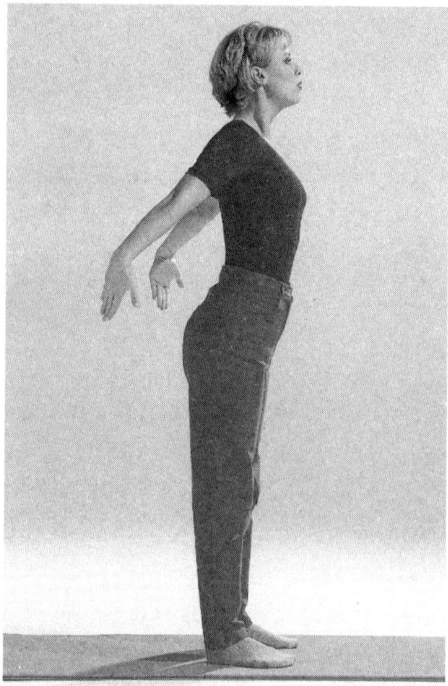

Fliegen lernen: Stellen oder setzen Sie sich aufrecht hin und führen Sie beim Einatmen die gestreckten Arme waagerecht nach vorn. Beim Ausatmen bewegen Sie die gestreckten Arme soweit wie möglich nach hinten. Lassen Sie dabei die

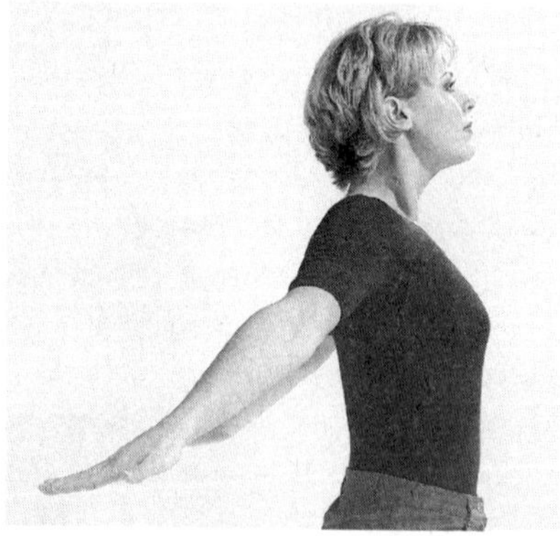

Hände schlaff nach unten hängen. Beim nächsten Einatmen lassen Sie die Arme hinten und strecken die Hände in die Waagerechte, sodass sie eine gerade Linie mit den Armen bilden (siehe Abbildungen Seite 34). Beim Ausatmen lassen Sie die Hände wieder hängen. Machen Sie das Händestrecken dreimal, dann wieder die gesamte Übung von vorn.

Entspannungsübung

Suchen Sie in der Hautfalte zwischen Daumen und Zeigefinger die Stelle, wo die Muskelberge beginnen. Drücken Sie diese Stelle mit Daumen und Zeigefinger der anderen Hand etwa zwei Minuten lang.

Hautausschlag

Vertiefte Atmung führt der Haut mehr Sauerstoff zu und hilft ihr beim Abbau der Giftstoffe, die sie auszuscheiden versucht.

Atemübungen

Machen Sie zunächst die Grundübungen zur Vollatmung im Stehen, Sitzen oder Liegen (siehe Seite 24 f.).
Giftstoffe beseitigen: Atmen Sie tief ein und fahren Sie dabei mit der hohlen Hand dicht über den vom Ausschlag befallenen Hautstellen durch die Luft. Stellen Sie sich vor, dass Sie mit dieser Bewegung alle Giftstoffe aufsammeln, die die Haut ausscheidet. Beim Ausatmen schleudern Sie diese Giftstoffe mit der Hand weit von sich. Machen Sie diese Übung mehrmals am Tag 10-mal.

Entspannungsübung

Sie liegen flach auf dem Rücken. Sie spüren in Ihr Becken hinein. Es liegt wie eine Schale auf der Unterlage. Stellen Sie sich vor, dass diese Schale mit Samen gefüllt ist, die viele kleine Würzelchen hinunter in die Erde schicken. Die Wurzeln wachsen immer weiter und verbinden Ihr Becken fest mit der Erde. Spüren Sie, wie dabei Wärme entsteht.
Ihr Brustkorb ist eine ebensolche Schale. Stellen Sie sich auch hier die Samen und die Wurzeln vor. Bleiben Sie liegen, bis Sie das Gefühl haben, ganz mit der Erde verwachsen zu sein.

Kopfschmerzen

Kopfschmerzen können vielerlei Ursachen haben. Wenn sie häufig auftreten oder länger anhalten, gehen Sie unbedingt zum Arzt.

Atemübungen

Machen Sie zunächst die Grundübungen zur Vollatmung im Stehen, Sitzen oder Liegen (siehe Seite 24 f.).

„H" hauchen: Stellen oder setzen Sie sich aufrecht ans offene Fenster oder in die frische Luft im Freien. Atmen Sie tief durch die Nase ein, und atmen Sie durch den Mund wieder aus, indem Sie ein leichtes „H" hauchen. Machen Sie keine Pause zwischen dem Einatmen und Ausatmen.

Den Schmerz wegstreichen: Streichen Sie beim Einatmen mit den Fingern beider Hände von der Stirnmitte nach beiden Seiten bis über die Schläfen hinweg. Wenden Sie dabei keinen Druck an, sondern berühren Sie die Stirn nur leicht. Beim Ausatmen schlagen Sie die Hände schnell nach außen und unten, als wenn Sie den Schmerz wegschleudern. Machen Sie diese Übung 10-mal.

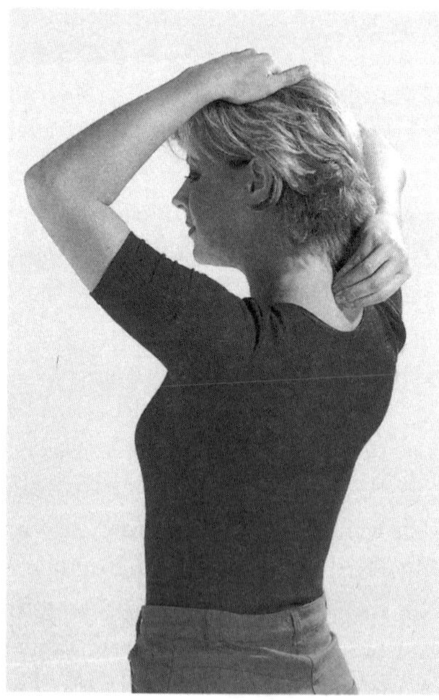

Entspannungsübung

Legen Sie Ihre linke Hand ganz locker und ohne Druck oben auf die Schädeldecke.

Formen Sie aus den Fingern der rechten Hand eine Spitze, indem Sie alle Fingerkuppen zusammenlegen. Richten Sie nun die rechte Hand mit dieser Spitze auf den Wirbel in Ihrem Nacken, der besonders hervortritt.

Nehmen Sie die Hände weg, wenn die Kopfmuskeln sich entspannt haben.

Müdigkeit

Müdigkeit signalisiert einen Energie- und Sauerstoffmangel im Körper. Oft hilft der Körper sich selbst, indem er den Impuls zum Gähnen gibt; und Gähnen ist nichts anderes als ein tiefes Atemholen und damit die Zufuhr von zusätzlichem Sauerstoff.

Atemübungen

Machen Sie die Grundübungen zur Vollatmung im Stehen, Sitzen oder Liegen (siehe Seite 24 f.).

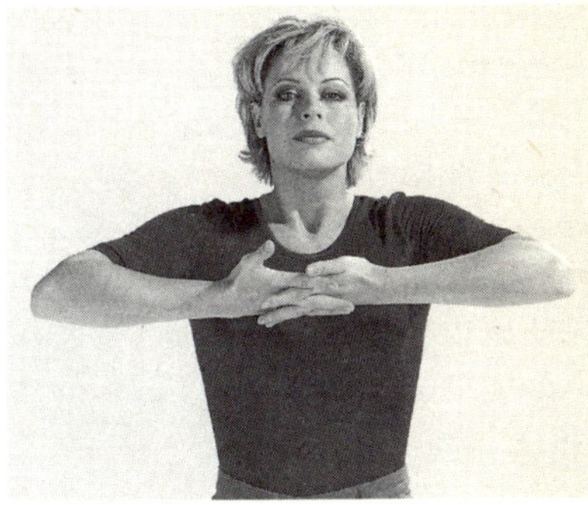

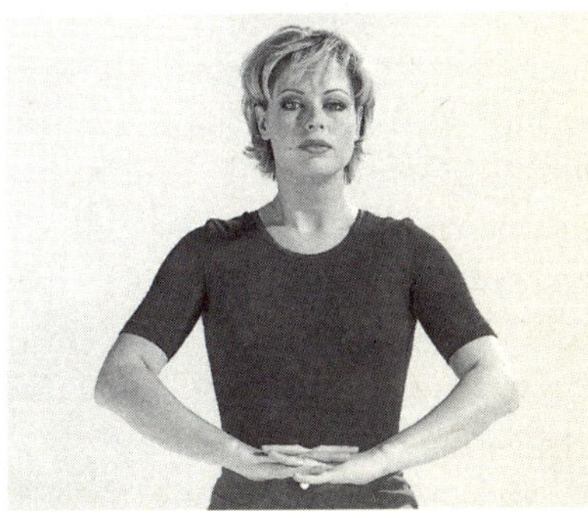

Die Hände heben und senken: Stellen Sie sich ans offene Fenster oder ins Freie. Verschränken Sie die Hände waagerecht vor dem Unterbauch mit den Handflächen nach oben. Atmen Sie ein und heben Sie die verschränkten Hände dabei langsam nach oben bis unter das Kinn. Drehen Sie nun die verschränkten Hände mit den Handflächen nach unten und senken Sie sie langsam wieder. Atmen Sie dabei mit gespitzten Lippen aus, indem Sie ein stimmloses „f" von sich geben. Machen Sie diese Übung 10-mal.

Entspannungsübung

Setzen Sie sich aufrecht auf einen Stuhl und lehnen Sie sich mit dem Rücken an. Spüren Sie in Ihren Körper hinein: Wo sitzt die Müdigkeit? Welches Körperteil ist besonders betroffen? Lockern Sie die gefundenen Körperbereiche bewusst, indem Sie sie abwechselnd anspannen und entspannen, vor allem die Atemmuskeln von Brust und Bauch, aber auch Arme, Beine, Nacken und Gesäß.

Schlaflosigkeit

Eine häufige Ursache für Schlafstörungen ist Sauerstoffmangel. Durch Tiefenatmung kann man diesen Mangel beheben.

Atemübungen

Machen Sie zunächst die Grundübungen zur Vollatmung im Liegen (siehe Seite 24 f.).

Armheben im Liegen: Legen Sie sich flach auf den Rücken. Atmen Sie ein und heben Sie dabei die gestreckten Arme langsam hoch und am Kopf vorbei nach hinten, bis sie die Unterlage berühren. Machen Sie eine kurze Atempause und versuchen Sie dann, noch etwas mehr einzuatmen. Machen Sie nochmals eine Atempause. Nun atmen Sie langsam aus und führen Sie dabei die Arme seitwärts im Halbkreis in die Ausgangsposition zurück. Atmen Sie auch den letzten Rest an Atemluft aus. Machen Sie diese Übung 10-mal.

Entspannungsübung

Sie liegen flach auf dem Rücken. Atmen Sie aus und heben Sie dabei Ihren rechten Fuß etwa fünf Zentimeter hoch. Halten Sie ihn in dieser Stellung und spüren Sie, wie das Bein immer schwerer wird. Wenn Sie ganz ausgeatmet haben, lassen Sie den Fuß auf die Unterlage zurückfallen und atmen Sie ein. Wiederholen Sie diese Übung 4-mal mit dem rechten Fuß, dann tun Sie dasselbe 5-mal mit dem linken Fuß und 5-mal mit jedem Arm. Spüren Sie, wie Ihre Beine und Arme sich dabei immer mehr entspannen.

Schmerzen

Bei körperlichen Schmerzen verspannen sich unsere Muskeln an der betreffenden Stelle und verstärken dadurch den Schmerz noch mehr. Durch Entspannung und „Wegatmen" des Schmerzes können wir Linderung erfahren.

Atemübungen

Machen Sie zunächst die Grundübungen zur Vollatmung im Liegen oder Sitzen (siehe Seite 24 f.).

Den Schmerz wegnehmen: Setzen Sie sich aufrecht auf einen Stuhl und lehnen Sie sich mit dem Rücken an, oder legen Sie sich flach ausgestreckt auf eine mittelharte Unterlage. Legen Sie Ihre Hand leicht auf die schmerzende Stelle. Atmen Sie aus und senden Sie mit dem Atem Ihre Schmerzen aus dem Körper hinaus. Bewegen Sie gleichzeitig Ihre Hand von der schmerzenden Stelle weg, so als wenn Sie damit die Schmerzen wegnehmen. Atmen Sie ein, und legen Sie Ihre Hand dabei wieder auf die schmerzende Stelle. Stellen Sie sich vor, dass Ihre Hand stärkende Lebenskraft in die Körperstelle hineinleitet. Wiederholen Sie diese Übung 9-mal.

Entspannungsübung

Konzentrieren Sie sich auf den Schmerz. Atmen Sie in die schmerzende Stelle hinein und zählen Sie dabei langsam im Rhythmus Ihrer Pulsschläge bis zehn. Entspannen Sie beim Ausatmen den schmerzenden Körperteil. Lassen Sie dort alle Muskeln los. Wiederholen Sie die Übung mehrmals.

Sexuelle Probleme

Sexuelle Störungen werden oft durch Stress, ungelöste Probleme oder Schuldgefühle verursacht. Tiefenatmung kann diese seelischen Behinderungen verringern.

Atemübungen

Atmen mit dem Partner: Machen Sie zunächst die Grundübungen zur Vollatmung im Stehen, Sitzen oder Liegen (siehe Seite 24 f.), wenn möglich mit dem Partner gemeinsam. Versuchen Sie nach etwa fünf Minuten, auf den anderen zu horchen und einen gemeinsamen Atemrhythmus zu finden. Fühlen Sie diesen Rhythmus, indem Sie Ihren Partner berühren.

Bauchmuskeln entspannen: Legen Sie sich auf die Seite mit leicht angezogenen Beinen. Atmen Sie in Ihren Unterleib.

Atmen Sie langsam aus und spannen Sie dabei die Muskeln oberhalb Ihres Schambeins an, um alle Luft herauszupressen.

Lassen Sie dann die Muskeln los und entspannen Sie sie, während Sie einatmen. Sie können nachhelfen, indem Sie beim Ausatmen die Muskeln sanft mit der Hand herunterdrücken und beim Einatmen Ihre Hand wieder wegnehmen.
Nach zehn bis zwölf Atemzügen wird Ihnen die Übung geläufig und Sie können jetzt ohne Anstrengung in den Unterleib atmen. Ihre sexuelle Empfindungsfähigkeit wird dadurch gestärkt.

Entspannungsübung

Legen Sie sich nun entspannt flach auf den Rücken und singen Sie beim Ausatmen ein lautes „Uuuu". Singen Sie beim nächsten Einatmen ein langgezogenes „Hiiii". Beide Übungen helfen Ihnen, den Unterleib zu entspannen.

Übelkeit

Übelkeit kann durch seelische Belastung hervorgerufen werden, durch verdorbenes Essen oder bei schwankendem Boden im Flugzeug oder Schiff. Durch tiefes Atmen kann der Körper schneller seinen Normalzustand wiederherstellen.

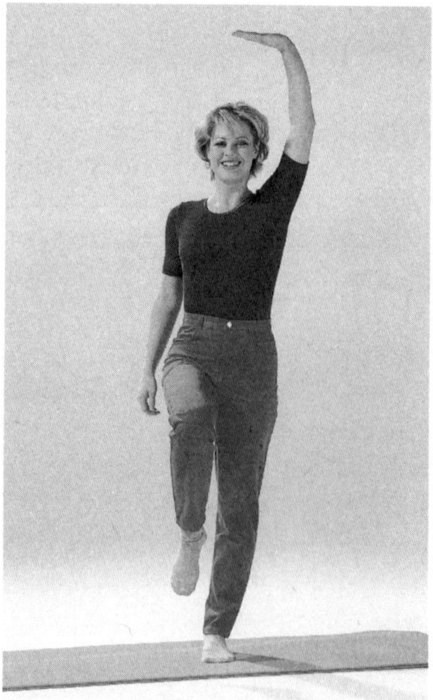

Atemübungen

Machen Sie die Grundübungen zur Vollatmung im Stehen, Liegen oder Sitzen (siehe Seite 24 f.).
Das Knie heben: Stellen Sie sich aufrecht hin, atmen Sie ein und strecken Sie dabei den linken Arm gerade nach oben. Knicken Sie die Hand so ab, dass sie flach über dem Kopf schwebt und die Handfläche zur Zimmerdecke zeigt.

Heben Sie gleichzeitig das rechte Knie (siehe Abbildung Seite 40). Atmen Sie aus und kehren Sie dabei in die Ausgangsposition zurück.
Beim nächsten Einatmen strecken Sie den rechten Arm gerade nach oben. Knicken Sie wieder die Hand so ab, dass sie flach über dem Kopf schwebt und die Handfläche zur Zimmerdecke zeigt. Heben Sie gleichzeitig das linke Knie. Atmen Sie aus und kehren Sie dabei in die Ausgangsposition zurück. Machen Sie diese Übung 10-mal.

Entspannungsübung
Suchen Sie den oberen Rand des äußeren Fußknöchels und tasten Sie von dort aus drei Fingerbreiten nach oben. Dort spüren Sie den seitlichen Rand des Wadenbeinknochens. Drücken Sie diesen Punkt etwa zwei Minuten lang.

Beschwerden des Atmungsapparates

Asthma

Asthma muss grundsätzlich vom Arzt behandelt werden, da es sehr unterschiedliche Ursachen haben und möglicherweise chronisch werden kann.

Atemübungen
Machen Sie zunächst die Grundübungen zur Vollatmung im Stehen oder Gehen (siehe Seite 24 f.).

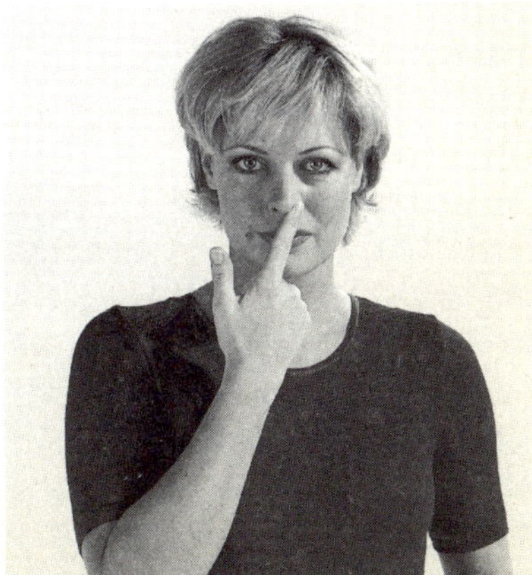

Nasen-Wechselatmung: Verschließen Sie mit dem rechten Zeigefinger sanft das linke Nasenloch, wie rechts abgebildet (nicht drücken!). Atmen Sie zum rechten Nasenloch ein. Dann verschließen Sie mit dem rechten Daumen das rechte Nasenloch, öffnen dabei gleichzeitig das linke wieder und atmen links aus

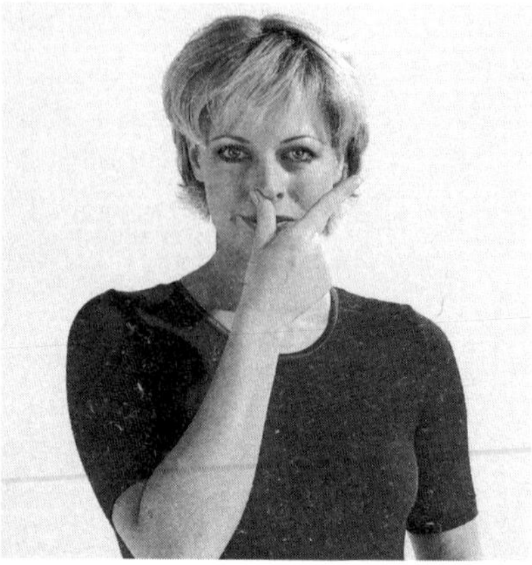

(siehe links). Dann atmen Sie links wieder ein. Danach erfolgt wieder der Wechsel: linkes Nasenloch verschließen, rechts ausatmen und einatmen. Wechseln Sie jedesmal nach dem Einatmen das Nasenloch.

Das Licht auspusten: Stellen Sie eine brennende Kerze vor sich auf. Atmen Sie tief durch die Nase ein und blasen Sie nun die Kerze aus. Führen Sie diese Übung 10-mal aus.

Entspannungsübung

Legen Sie Ihre linke Hand locker auf Ihr Brustbein und die rechte auf den Wirbel im Nacken, der besonders stark hervortritt. Atmen Sie ruhig ein und aus bis Sie spüren, wie Sie sich entspannen.

Bronchitis

Von Bronchitis sprechen wir, wenn die Bronchien entzündet sind – meist infolge einer Erkältung.

Atemübungen

Machen Sie zunächst die Grundübungen zur Vollatmung im Stehen oder Sitzen (siehe Seite 24 f.).

Die Bauchpumpe: Setzen Sie sich aufrecht ans offene Fenster oder in die frische Luft im Freien. Atmen Sie schnell durch die Nase ein und aus, etwa einmal pro Sekunde. Ziehen Sie bei jedem Ausatmen den Bauch ein und lassen Sie ihn beim Einatmen wieder nach vorn schnellen. Machen Sie nach einer Minute eine Pause und wiederholen Sie dann die Übung.

Die Brust beklopfen: Atmen Sie tief ein und geben Sie beim langsamen Ausatmen einen Summton von sich. Beklopfen Sie beim Ausatmen mit den Fingerspitzen den oberen Teil Ihres Brustkorbs. Beklopfen Sie nach fünf Atemzügen den unteren Teil des Brustkorbs. Wiederholen Sie diese

Übung mehrmals täglich. Sie dient dem Lockern des Schleims.

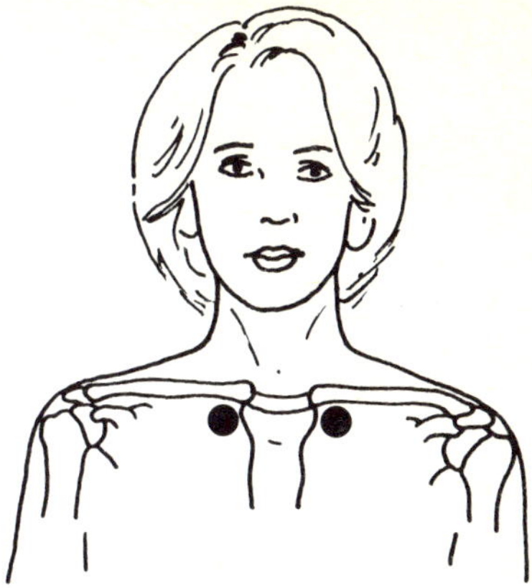

Entspannungsübung

Suchen Sie die Punkte, wo Ihre Schlüsselbeine links und rechts an das Brustbein stoßen. In der Mulde darunter liegt ein Akupressurpunkt. Drücken Sie auf beiden Seiten gleichzeitig mit den Zeigefingern etwa eine Minute lang auf diesen Punkt.

Grippe

Grippebakterien gedeihen am besten dort, wo es wenig oder gar keinen Sauerstoff gibt. Wenn man dagegen dem Körper durch tiefes Atmen viel Sauerstoff zuführt, sterben die Bakterien ab.

Atemübungen

Machen Sie zunächst die Grundübungen zur Vollatmung im Stehen, Sitzen oder Liegen (siehe Seite 24 f.).

Die Knie andrücken: Legen Sie sich auf den Rücken und ziehen Sie die Knie an. Atmen Sie ein und ziehen Sie dabei mit beiden Armen die Knie möglichst nah an den Körper (siehe rechts). Atmen Sie aus und strecken Sie die Arme und Knie wieder aus (siehe Seite 44 oben). Machen Sie diese Übung 10-mal.

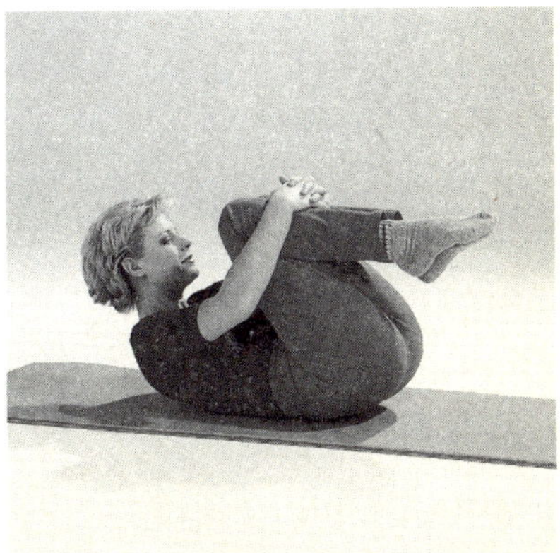

Den Körper strecken: Stellen Sie sich aufrecht hin und legen Sie die Hände vor der Brust zusammen. Atmen Sie ein, strecken Sie dabei

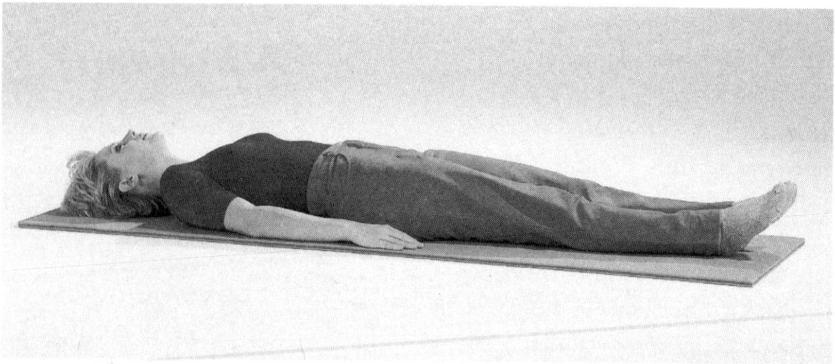

die Arme nach oben, so hoch Sie können, und stellen Sie sich dabei auf die Zehenspitzen. Atmen Sie aus, beugen Sie dabei den Oberkörper nach vorn, lassen Sie die Arme baumeln und entspannen Sie sich.

Entspannungsübung

Suchen Sie die Stellen, wo Ihre Schlüsselbeine links und rechts an das Brustbein stoßen. Direkt unter diesen Stellen ist jeweils eine kleine Delle. Setzen Sie den Zeigefinger in diese Delle und drücken Sie etwa zwei Minuten lang darauf (siehe Abbildung unter „Bronchitis", Seite 43).

Husten

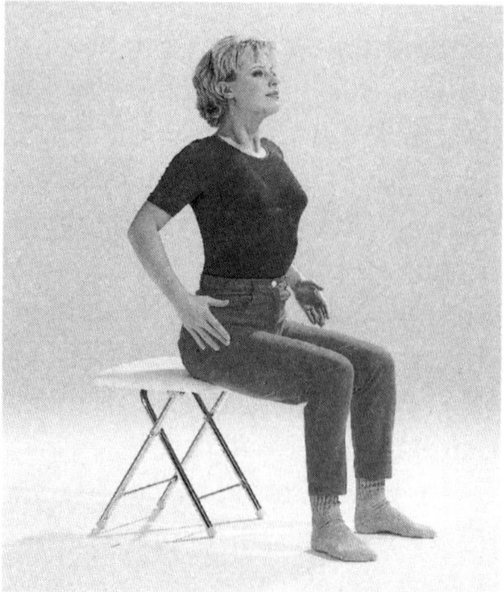

Husten ist ein Reflex, mit dem der Körper die Atemwege von irritierenden Fremdkörpern (wie z. B. Schleim) befreien will. Der Arzt kann Ihnen sicherlich ein Mittel verschreiben, das den Hustenreiz dämpft.

Atemübungen

Machen Sie zunächst die Grundübungen zur Vollatmung im Stehen oder Sitzen (siehe Seite 24 f.).

Die Brust öffnen: Setzen Sie sich aufrecht auf einen Stuhl oder Hocker, stellen Sie die Füße etwa schulterbreit auseinander mit der ganzen Sohle auf dem Boden, legen Sie die Hände locker auf die Knie. Atmen Sie langsam durch die Nase ein und bewegen Sie die Ellenbogen dabei so weit wie möglich nach hinten. Sie spüren, wie die Schulterblätter sich aufeinander zu bewegen und der Brustraum sich weitet (siehe Abbildung Seite 44 unten). Atmen Sie durch die gespitzten Lippen aus, indem Sie ein stimmloses „f" fauchen. Drücken Sie dabei mit beiden Händen Ihren Bauch nach innen und oben, sodass möglichst viel Luft entweicht. Wenn Sie beim Ausatmen husten müssen, unterdrücken Sie das nicht. Machen Sie diese Übung mehrmals am Tag 10-mal hintereinander.

Entspannungsübung

Suchen Sie die Punkte, wo Ihre Schlüsselbeine links und rechts an das Brustbein stoßen. In der Mulde darunter liegt ein Akupressurpunkt. Drücken Sie auf beiden Seiten gleichzeitig mit dem Zeigefinger etwa eine Minute auf diesen Punkt (siehe Abbildung unter „Bronchitis", Seite 43).

Kurzatmigkeit

Wenn wir bei alltäglichen Anstrengungen wie z. B. beim Treppensteigen nicht genügend Luft bekommen, helfen ein Trainieren der Atemmuskeln und eine schrittweise Vertiefung der Atmung.

Atemübungen

Machen Sie zunächst die Grundübungen zur Vollatmung im Stehen oder Sitzen (siehe Seite 24 f.).

Treppensteigen: Üben Sie das Treppensteigen, indem Sie beim Einatmen zwei Stufen hinaufgehen und beim Ausatmen ebenfalls zwei Stufen. Sobald Ihnen das gut gelingt, versuchen Sie es mit drei Stufen, und steigern die Stufenzahl langsam weiter.

Den Himmel heben: Sie stehen aufrecht, die Arme hängen locker herunter und Ihre Füße sind etwa schulterbreit voneinander entfernt. Heben Sie beim Einatmen die Hände über den Kopf und verschränken Sie die Finger miteinander. Drehen Sie die verschränkten Hände mit dem Handteller

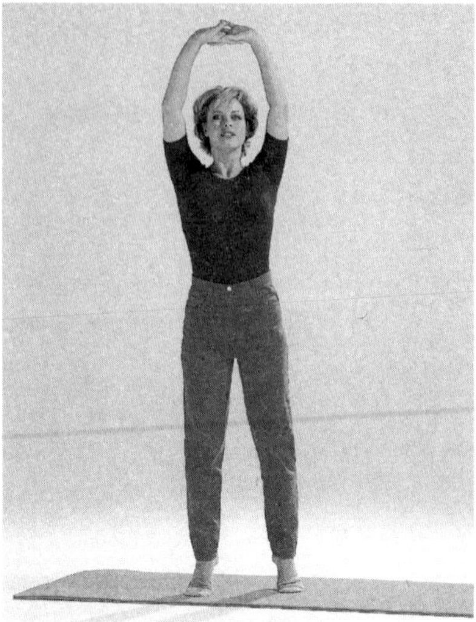

nach oben und strecken Sie die Arme, als wenn Sie den Himmel erreichen wollten. Heben Sie dabei die Fersen, sodass Sie auf den Zehenspitzen stehen (siehe links). Atmen Sie langsam aus und lassen Sie dabei die Arme und Fersen sinken. Machen Sie die Übung 10-mal.

Entspannungsübung

Sie liegen flach auf dem Rücken und stellen sich vor, dass Sie am Meeresstrand liegen. Atmen Sie langsam ein und stellen Sie sich vor, dass eine Welle auf den Strand rollt. Hören Sie das Rauschen der Welle. Während des Ausatmens weicht das Wasser wieder zurück. Wiederholen Sie diese Vorstellungen, bis Sie entspannt sind.

Lungenemphysem

Hier werden die Wände der Lungenbläschen mit der Zeit immer dünner und lösen sich schließlich ganz auf, sodass anstelle von vielen Bläschen nur noch eine einzige schlaffe Hülle übrig bleibt, aus der der Sauerstoff nicht mehr so wirksam an das Blut weitergegeben werden kann. Der Mensch leidet dann an Atembeschwerden, besonders bei Anstrengung.

Atemübungen

Machen Sie zunächst die Grundübungen zur Vollatmung im Sitzen oder Liegen (siehe Seite 24 f.).

Atmen in Bauchlage: Legen Sie sich auf den Bauch auf eine feste Unterlage, wenden Sie den Kopf zur Seite und legen Sie die Arme seitlich neben den Körper. Nun atmen Sie ein, wobei Sie den Bauch gegen die Unterlage drücken. Atmen Sie langsam so viel Luft wie möglich aus. Warten Sie dann ab, bis von selbst der Impuls entsteht, wieder einzuatmen. Führen Sie diese Übung 10-mal durch.

Entspannungsübung

Suchen Sie die Punkte, wo Ihre Schlüsselbeine links und rechts an das Brustbein stoßen. In der Mulde darunter liegt ein Akupressurpunkt. Drücken Sie auf beiden Seiten gleichzeitig mit dem Zeigefinger etwa eine Minute lang auf diesen Punkt und fühlen Sie die Entspannung (siehe Abbildung unter „Bronchitis“, Seite 43).

Schnupfen

Bei Schnupfen und Heuschnupfen schwellen die Nasenschleimhäute an und verstopfen die Nase. Die Natur selbst versucht, durch Niesen die entstehenden Sekrete zu beseitigen. Kräftige Nasenatmung trägt zur Beschleunigung dieses Vorgangs bei.

Atemübungen

Machen Sie zunächst die Grundübungen zur Vollatmung im Stehen, Sitzen oder Liegen (siehe Seite 24 f.).
Das Licht auspusten: Setzen Sie sich an einen Tisch und stellen Sie eine brennende Kerze in einem Meter Entfernung vor sich auf. Atmen Sie tief durch die Nase ein und blasen Sie nun die Kerze aus. Wenn es Ihnen nicht gleich gelingt, beginnen Sie mit einer geringeren Entfernung. Machen Sie diese Übung 10-mal.
„Nnnn“ singen: Atmen Sie tief durch die Nase ein und singen Sie „nnnn“, bis alle Luft verbraucht ist. Machen Sie diese Übung mehrmals täglich 10-mal.

Entspannungsübung

Legen Sie sich bequem hin und schließen Sie die Augen. Stellen Sie sich vor, dass ein starker Wind durch Ihr Zimmer weht. Jedes Mal, wenn Sie ausatmen, kommt eine Sturmbö, die alle Schnupfenerreger mit sich forträgt. Wenn Sie einatmen, flaut der Wind wieder ab. Machen Sie diese Übung, solange Sie Lust haben.

Herz- und Kreislaufbeschwerden

Arteriosklerose

Von Arteriosklerose spricht man, wenn die Blutgefäße durch Ablagerungen an den Innenwänden eng, hart und unelastisch geworden sind. Dadurch wird weniger Blut und damit auch weniger Sauerstoff in den Körper transportiert.

Atemübungen

Machen Sie zunächst die Grundübungen zur Vollatmung im Stehen, Sitzen oder Liegen (siehe Seite 24 f.).

Meereswellen: Legen Sie sich flach auf dem Rücken auf eine mittelharte Unterlage. Stellen Sie sich vor, dass Sie am Meeresstrand liegen. Falls Sie eine Schallplatte oder Tonkassette mit Meeresrauschen besitzen, schalten Sie diese ein. Atmen Sie langsam ein und stellen Sie sich dabei vor, dass eine Welle auf den Strand rollt. Hören Sie das Rauschen der Welle. Während des Ausatmens stellen Sie sich vor, wie das Wasser immer weiter zurückweicht. Wiederholen Sie diese Vorstellungen während der folgenden Atemzüge, bis alle Ihre Körperzellen im friedlichen Rhythmus der Wellen mitschwingen. Machen Sie diese Übung täglich.

Entspannungsübung

Legen Sie Ihre linke Hand locker auf die Schädeldecke und die rechte Hand auf die untersten Knochen der Wirbelsäule. Atmen Sie ruhig, bis Sie spüren, wie Ihr Körper sich entspannt.

Beklemmungen

Unter Beklemmungen verstehen wir Gefühle der Enge und des Blockiertseins im Brustraum. Bei häufigen Beklemmungen sollte ein Arzt zugezogen werden, um Herzkrankheiten vorzubeugen.

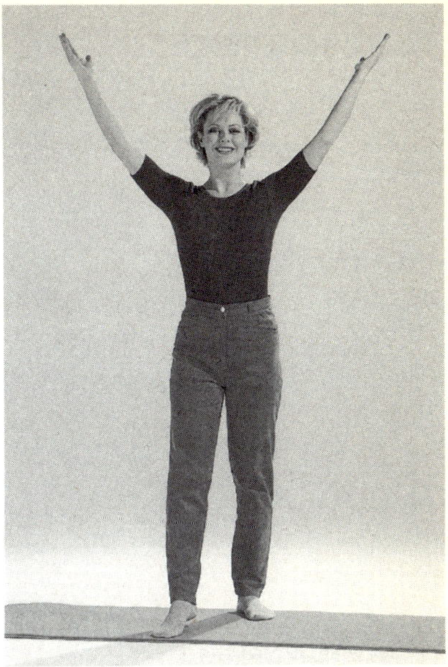

Atemübungen

Machen Sie zunächst die Grundübungen zur Vollatmung im Stehen, Sitzen oder Liegen (siehe Seite 24 f.).

Aufrichten und Hinhocken: Atmen Sie im Stehen ein und heben Sie dabei die Arme – mit den Handflächen nach oben – langsam seitwärts hoch, bis sie schräg nach oben zeigen. Setzen Sie den rechten Fuß einen Schritt vor. Atmen Sie langsam aus, ziehen Sie dabei den Fuß zurück, senken Sie die Arme und gehen Sie langsam in die Hocke. Schlingen Sie dabei die Arme um die Knie. Machen Sie diese Übung 10-mal.

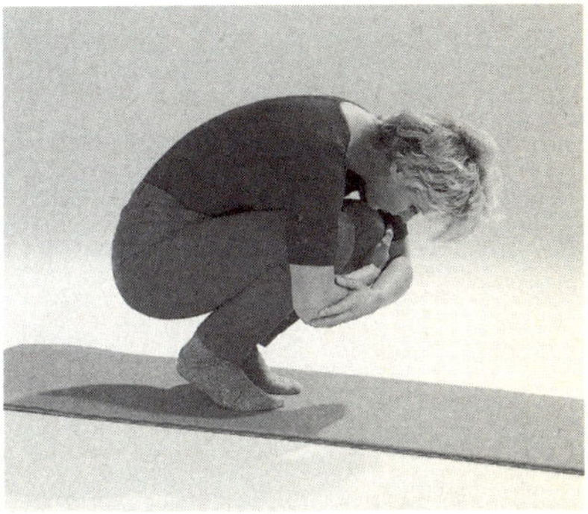

„Ooo" singen: Atmen Sie tief ein, öffnen Sie Mund und Zähne weit und singen Sie „ooo", bis Sie keine Luft mehr haben. Wegen der weiten Mundöffnung klingt der Laut mehr wie ein „aaa". Wiederholen Sie diese Übung 9-mal.

Entspannungsübung

Streichen Sie mit den Fingern sanft von der Stirnmitte nach den Seiten. Setzen Sie dann Ihre Finger auf die Mitte Ihres Brustbeins und streichen Sie von dort aus ebenfalls beiderseits nach außen, solange es Ihnen gut tut.

Bluthochdruck

Sauerstoffmangel kann Bluthochdruck verursachen, denn die Nieren und andere Organe bilden bei Sauerstoffmangel Substanzen, die den Blutdruck erhöhen.

Atemübungen

Machen Sie zunächst die Grundübungen zur Vollatmung im Stehen, Sitzen oder Liegen (siehe Seite 24 f.).

Klangwellen: Setzen Sie sich aufrecht auf einen Stuhl und lehnen Sie sich mit dem Rücken an. Atmen Sie aus und summen Sie „Bong“ in einer tiefen Tonlage. Lauschen Sie dem Ton nach und stellen Sie sich vor, wie die Tonschwingungen sich immer weiter entfernen über Kontinente und Meere. Dabei werden Sie ganz ruhig. Atmen Sie erst ein, wenn der Körper den Impuls dazu gibt. Wiederholen Sie das 10 Minuten lang jeden Tag.

Entspannungsübung

Sie liegen flach auf dem Rücken. Sie spüren in Ihr Becken hinein. Es liegt wie eine Schale auf der Unterlage. Stellen Sie sich vor, dass diese Schale mit Samen gefüllt ist, die viele kleine Würzelchen hinunter in die Erde schicken. Die Wurzeln wachsen immer weiter und verbinden Ihr Becken fest mit der Erde. Spüren Sie, wie dabei Wärme entsteht.
Ihr Brustkorb ist eine ebensolche Schale. Stellen Sie sich auch hier die Samen und die Wurzeln vor. Spüren Sie auch die Schale Ihres Schädels und ihre Verbindung mit der Erde. Bleiben Sie liegen, bis Sie das Gefühl haben, ganz mit der Erde verwachsen zu sein.

Durchblutungsstörungen in den Beinen

Bei kalten Beinen und Füßen oder einem Gefühl der Taubheit muss durch verstärkte Atmung mehr Sauerstoff in diese Gliedmaßen gebracht werden.

Atemübungen

Machen Sie zunächst die Grundübungen zur Vollatmung im Sitzen oder Liegen (siehe Seite 27 f.).

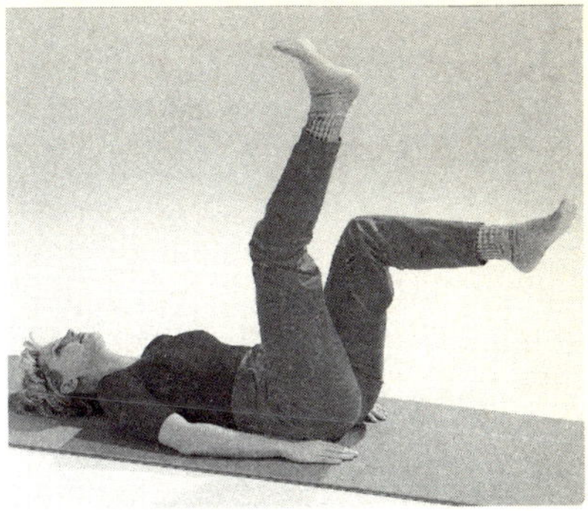

Rad fahren: Legen Sie sich flach auf den Rücken. Heben Sie die Beine senkrecht hoch, knicken Sie die Unterschenkel in den Knien ab und machen Sie die Bewegung des Rad fahrens. Bringen Sie Ihren Atemrhythmus mit Ihren Bewegungen in Einklang, indem Sie z. B. beim Einatmen 3-, 4- oder 5-mal „treten" und beim Ausatmen 4-, 5- oder 6-mal.

Die Beine anheben: Setzen Sie sich auf einen Stuhl. Strecken Sie beim Ausatmen beide Beine und Füße gerade nach vorn. Beim Einatmen winkeln Sie Beine und Füße wieder an, sodass sie auf dem Boden stehen.

Entspannungsübungen

Heben Sie im Sitzen das rechte Bein etwas an und drehen Sie den Fuß zehnmal im Gelenk im Uhrzeigersinn. Drehen Sie ihn dann 10-mal entgegen dem Uhrzeiger. Tun Sie dasselbe mit dem linken Fuß.

Sie sitzen aufrecht auf einem Stuhl mit den Füßen auf dem Boden. Heben Sie beide Fersen abwechselnd hoch. Steigern Sie das Tempo und werden Sie dann wieder langsamer.

Durchblutungsstörungen in den Händen

Wenn Ihnen die Finger „absterben", können Sie mit einfachen Übungen die Durchblutung wieder in Gang bringen.

Atemübungen

Machen Sie zunächst die Grundübungen zur Vollatmung im Stehen oder Sitzen (siehe Seite 24 f.).

Händeklatschen: Atmen Sie ein und heben Sie dabei die Arme langsam seitwärts hoch. Atmen Sie aus, klatschen Sie dabei zweimal über dem Kopf in die Hände und lassen Sie die Arme wieder sinken. Wiederholen Sie die 9-mal.

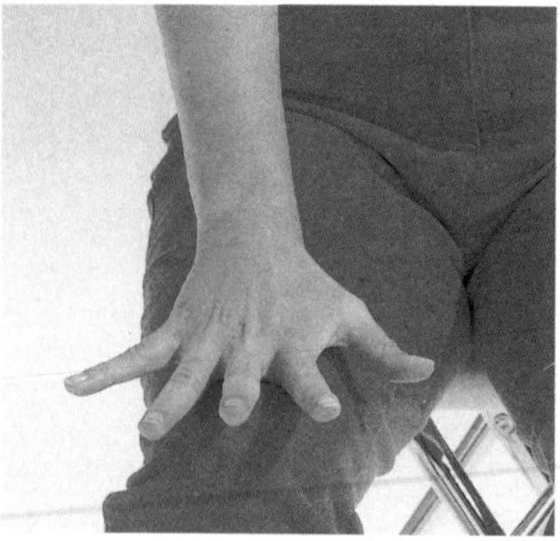
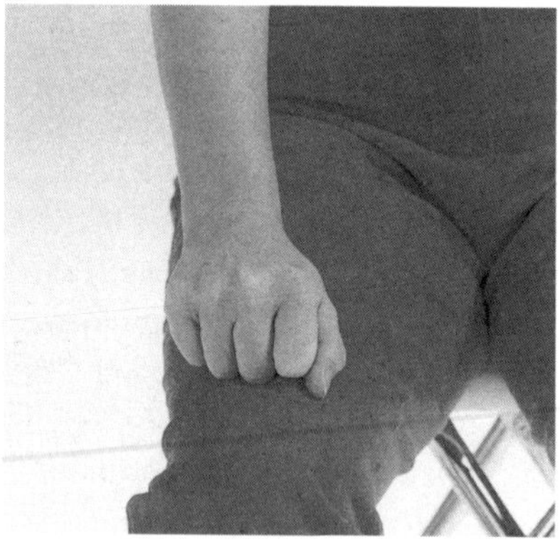

Fingerbiegen: Legen Sie Ihre rechte Hand mit dem Handrücken nach oben auf Ihr Knie. Atmen Sie aus und biegen Sie dabei die Finger so weit wie möglich nach oben, 4-mal hintereinander. Atmen Sie ein und ballen Sie dabei kräftig die Hand zur Faust. Tun Sie dasselbe mit der linken Hand und dann mit beiden Händen gleichzeitig.

Entspannungsübung

Legen Sie Ihre linke Hand locker auf die rechte Schulter und fassen Sie mit der rechten Hand den linken Ellenbogen von unten. Ihre beiden Unterarme bilden nun einen geschlossenen Kreislauf für Ihre Körperenergie. Spüren Sie diesen Kreislauf. Wechseln Sie nach fünf Minuten: die rechte Hand auf die linke Schulter, die linke Hand unter den rechten Ellenbogen. Lassen Sie die Hände liegen, bis die Entspannung fühlbar wird.

Herzbeschwerden

Jede Anstrengung, jede Gemütsbewegung und jeder Schmerz wirkt sich auf das Herz aus. Ob Ihre Herzbeschwerden nun nervöse oder organische Ursachen haben, suchen Sie in jedem Fall einen Arzt auf.

Atemübungen

Machen Sie zunächst die Grundübungen zur Vollatmung im Liegen oder Sitzen (siehe Seite 27 f.).

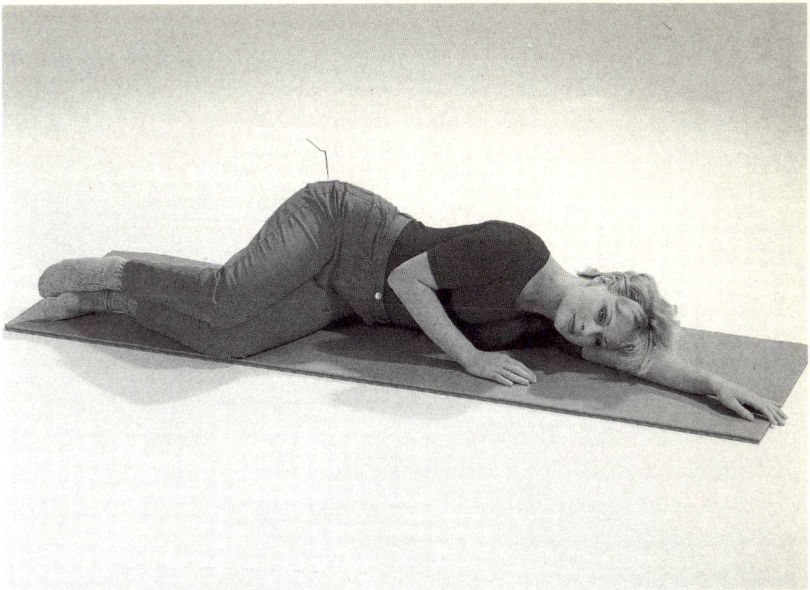

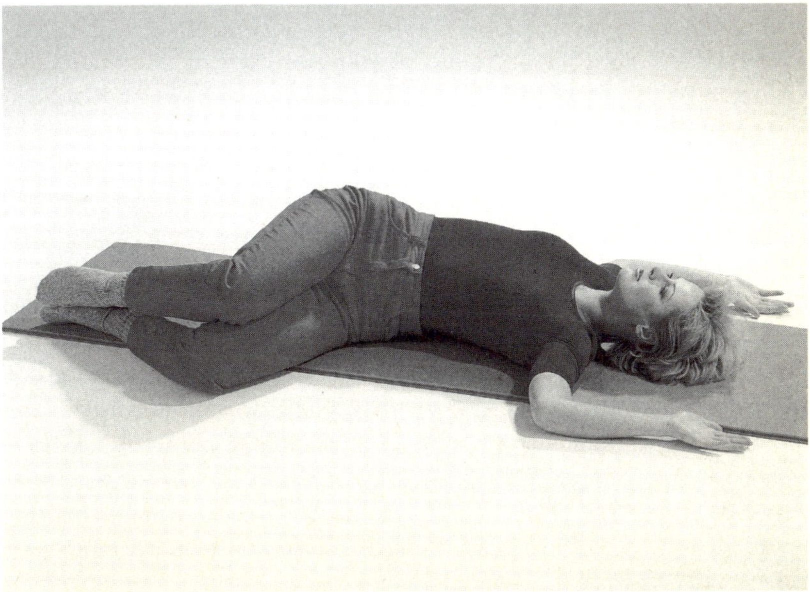

Flankenatmung: Legen Sie sich mit der linken Körperseite auf eine flache Unterlage. Winkeln Sie die Beine im Hüft- und im Kniegelenk an. Atmen Sie ein und drehen Sie dabei den Oberkörper in die Rückenlage, sodass beide Schulterblätter auf der Unterlage ruhen. Die Beine bleiben in der Ausgangsposition. Atmen Sie aus und drehen Sie dabei den Oberkörper wieder in die Ausgangsposition (siehe Abbildungen Seite 53). Wiederholen Sie diese Übung 3-mal.
Legen Sie sich nun auf die rechte Körperseite und wiederholen Sie diese Übung spiegelverkehrt. Machen Sie diese Übung 4-mal.

Entspannungsübung

Legen Sie sich mit ausgestreckten Beinen flach auf den Rücken. Atmen Sie ein und heben Sie die Arme langsam hoch, bis sie zur Zimmerdecke zeigen. Machen Sie eine Pause. Atmen Sie dann einen kleinen Teil der Luft aus, machen Sie nochmals eine Pause und pusten Sie den Rest der Luft hinaus, wobei Sie die Arme langsam sinken lassen.

Schwindel

Wenn das Gleichgewichtsorgan im Innenohr mangelhaft durchblutet und nicht genügend mit Sauerstoff versorgt ist, entstehen Schwindelgefühle. Geschieht dies häufiger, ziehen Sie einen Arzt zu Rate.

Atemübungen

Machen Sie zunächst die Grundübungen zur Vollatmung im Stehen oder Sitzen (siehe Seite 24 f.).
Nasen-Wechselatmung: Verschließen Sie mit dem rechten Zeigefinger sanft das linke Nasenloch (nicht drücken!). Atmen Sie zum rechten Nasenloch ein. Dann verschließen Sie mit dem rechten Daumen das rechte Nasenloch, öffnen dabei gleichzeitig das linke wieder und atmen links aus. Dann atmen Sie links wieder ein. Danach erfolgt wieder der Wechsel: linkes Nasenloch verschließen, mit dem rechten ausatmen. Wechseln Sie jedes Mal nach dem Einatmen das Nasenloch. Atmen Sie dabei tief und gleichmäßig weiter. Entspannen Sie Kiefer, Gaumen, Nase, Kinn, Mund, Augen und Halsmuskeln (siehe Abbildung unter „Asthma“, Seite 41/42).

Entspannungsübung

Drücken Sie mit Daumen und Zeigefinger der rechten Hand von beiden Seiten die Fingerkuppe Ihres linken Kleinfingers. Tun Sie dasselbe mit dem linken Ringfinger, Mittelfinger und Zeigefinger. Nun drücken Sie mit Daumen und Zeigefinger der linken Hand von beiden Seiten die Fingerkuppe des rechten Kleinfingers, dann des Ringfingers, des Mittelfingers und des Zeigefingers. Wiederholen Sie die ganze Übung 3-mal.

Tinnitus

Tinnitus oder sogenanntes Ohrensausen ist ein ständiges störendes Geräusch im Ohr – meist ein sehr hoher Pfeifton. Vertiefte Atmung kann eine bessere Durchblutung der Hörorgane und damit ein Nachlassen der Geräusche bewirken.

Atemübungen

Machen Sie zunächst die Grundübungen zur Vollatmung im Stehen, Liegen oder Sitzen (siehe Seite 24 f.).

Nasen-Wechselatmung: Verschließen Sie mit dem rechten Zeigefinger sanft das linke Nasenloch (nicht drücken!). Atmen Sie zum rechten Nasenloch ein. Dann verschließen Sie mit dem rechten Daumen das rechte Nasenloch, öffnen dabei gleichzeitig das linke wieder und atmen links aus. Dann atmen Sie links wieder ein. Danach erfolgt wieder der Wechsel: linkes Nasenloch verschließen, mit dem rechten ausatmen und einatmen. Wechseln Sie jedes Mal nach dem Einatmen das Nasenloch. Atmen Sie dabei tief und gleichmäßig weiter. Entspannen Sie Kiefer, Gaumen, Nase, Kinn, Mund, Augen und Halsmuskeln (siehe Abbildung unter „Asthma", Seite 41/42).

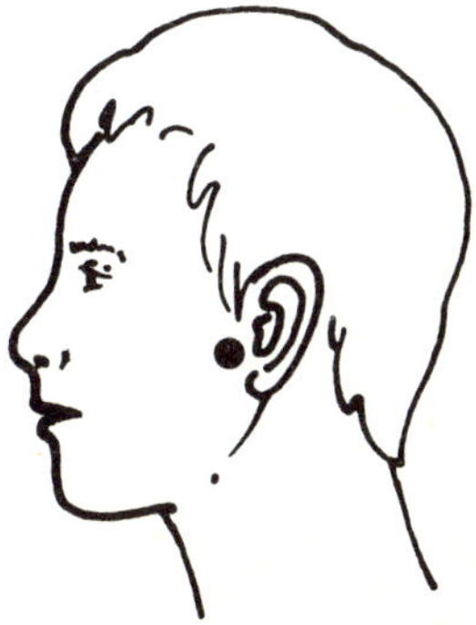

Entspannungsübung

Ertasten Sie an Ihrem Ohr den vorderen Rand und die Lücke im oberen Teil des Randes. Setzen Sie Ihren Mittelfinger vor diese Lücke und gehen Sie von dieser Position aus eine Fingerbreite nach unten und dann eine Fingerbreite nach vorn in Richtung Nase. Massieren Sie den so gefundenen Punkt sanft etwa 10 Sekunden lang (siehe Abbildung Seite 55).

Beschwerden der inneren Organe

Appetitlosigkeit

Der chronischen Appetitlosigkeit liegt meist ein gestörtes Verhältnis zum eigenen Körper zu Grunde. Durch Tiefenatmung lernen wir, unseren Körper besser zu spüren und können dann auch besser mit ihm umgehen.

Atemübungen

Machen Sie zunächst die Grundübungen zur Vollatmung im Stehen, Sitzen oder Liegen (siehe Seite 24 f.).

Verkehrt atmen: Stellen Sie sich aufrecht und locker hin, die Füße geschlossen nebeneinander. Stellen Sie sich vor, dass in Ihrem Bauch ein Blasebalg steht, der mit der Ausgangsdüse nach oben in Ihre Luftröhre zeigt. Atmen Sie nun ein, indem Sie mit den Bauchmuskeln den vorgestellten Blasebalg ganz zusammendrücken. Während Sie dann ausatmen, dehnt sich der Blasebalg wieder auseinander. Sie tun damit das Gegenteil von der normalen Tiefenatmung, wo man beim Einatmen den Bauch dehnt und ihn beim Ausatmen zusammenpresst. Führen Sie diese Übung 10-mal hintereinander durch und ruhen Sie sich dann aus.

Entspannungsübung

Legen Sie sich auf den Rücken und stellen Sie sich vor, dass Sie in dem Energiefeld Ihrer gesunden Esslust liegen. Spüren Sie diese Energien und machen Sie sie sich zu Eigen.

Blähungen

Bei der Bauchatmung massieren die Bewegungen der Bauchmuskeln auch die Därme, wodurch deren feste oder gasförmige Inhalte vorangetrieben und ausgeschieden werden.

Atemübungen

Machen Sie zunächst 10-mal die Grundübungen zur Vollatmung im Stehen, Sitzen oder Liegen (siehe Seite 24 f.).

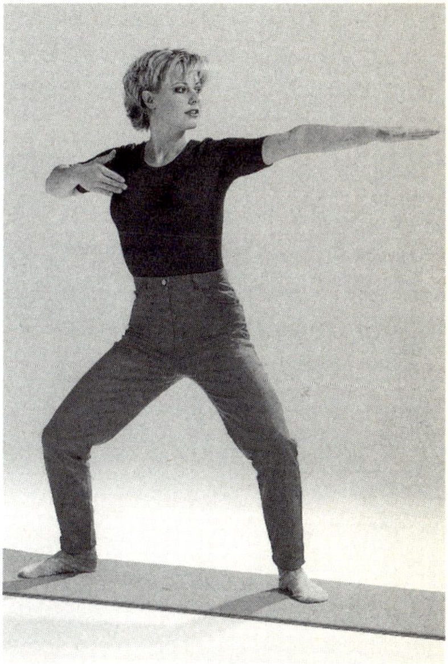

Bogenschießen: Stellen Sie sich aufrecht hin, grätschen Sie die Beine, gehen Sie leicht in die Knie und legen Sie die Hände vor der Brust zusammen. Atmen Sie in dieser Stellung ein und strecken Sie den linken Arm gerade zur linken Seite. Drehen Sie den Kopf nach links. Ziehen Sie den rechten Ellenbogen nach rechts, als seien Sie ein Bogenschütze, der an der Bogensehne zieht (siehe rechts). Atmen Sie aus und gehen Sie dabei in die Ausgangsstellung zurück.
Führen Sie nun dieselbe Bewegungsfolge zur rechten Seite hin aus.
Machen Sie die Übung 10-mal nach beiden Seiten.

Entspannungsübung

Legen Sie Ihre linke Hand locker auf Ihren Bauch und die rechte unter Ihr Kreuzbein (oberhalb der Stelle, wo die Teilungsfalte zwischen den beiden Gesäßhälften beginnt). Lassen Sie die Hände liegen, bis Sie Entspannung im Bauch spüren.

Blasenschwäche

Durch die Bauchatmung wird auch ein an- und abschwellender Druck auf die Blase ausgeübt, sodass die Blasenschließmuskeln trainiert werden und ihre Funktion wieder besser ausüben können.

Atemübungen

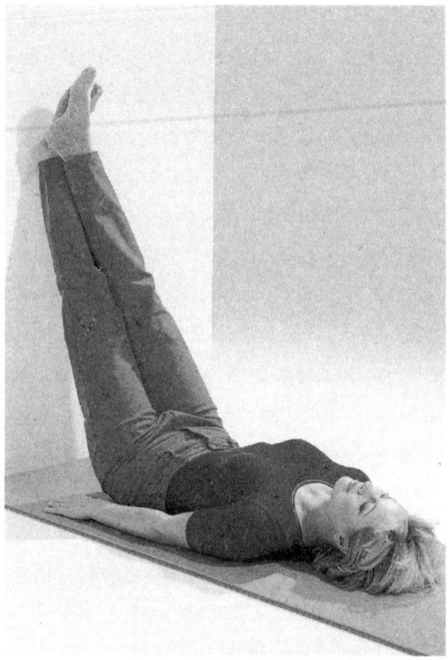

Machen Sie zunächst die Grundübungen zur Vollatmung im Stehen, Sitzen oder Liegen (siehe Seite 24 f.).

Den Beckenboden entspannen: Legen Sie sich mit dem Rücken auf den Fußboden (auf eine Decke) in die Nähe einer Wand, heben Sie die Beine und stützen Sie sie mit gekreuzten Füßen an der Wand ab (siehe rechts). Ziehen Sie beim Einatmen die Muskeln am After zusammen und entspannen Sie sie wieder beim Ausatmen. Machen Sie diese Übung 10-mal.

Aufrichten und Hinhocken: Atmen Sie im Stehen ein und heben Sie dabei die Arme – mit den Handflächen nach oben – langsam seitwärts hoch, bis sie schräg nach oben zeigen. Setzen Sie den rechten Fuß einen Schritt vor. Atmen Sie langsam aus, ziehen Sie dabei den Fuß zurück, senken Sie die Arme und gehen Sie langsam in die Hocke. Schlingen Sie die Arme um die Knie. Machen Sie diese Übung 10-mal (siehe Abbildung unter „Beklemmungen", Seite 49).

Entspannungsübung

Massieren Sie Ihren unteren Rücken links und rechts der Wirbelsäule, wo das Gesäß beginnt.

Diabetes

Zur Unterstützung der medikamentösen Behandlung bei Diabetes (Zuckerkrankheit) können Atemübungen den Kreislauf stärken und Stress vermindern.

Atemübungen

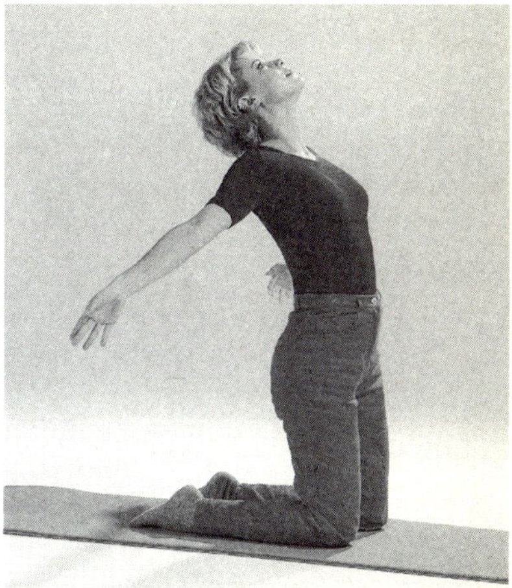

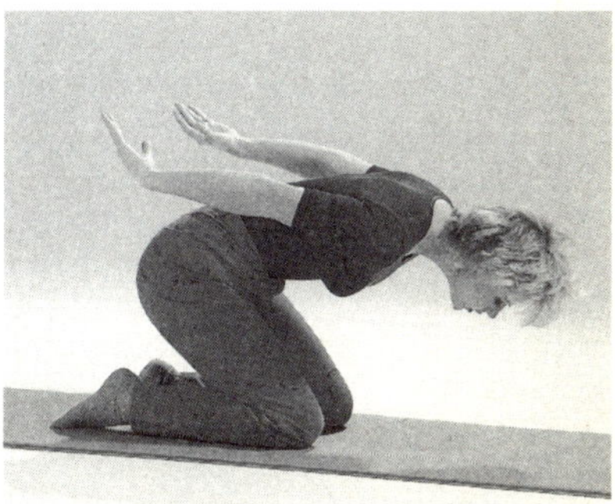

Machen Sie zunächst 10-mal die Grundübungen zur Vollatmung im Stehen, Sitzen oder Liegen (siehe Seite 24 f.).

Rumpfpendeln: Knien Sie sich aufrecht auf den Fußboden. Atmen Sie ein und biegen Sie dabei Kopf, Nacken und Schultern so weit wie möglich nach hinten. Atmen Sie aus und beugen Sie sich dabei nach vorn, wobei Sie die nach unten gestreckten Arme nach hinten führen (siehe rechts). Machen Sie eine rhythmische Pendelbewegung daraus: vor – zurück, vor – zurück.

Atmen in Bauchlage: Legen Sie sich auf den Bauch auf eine feste Unterlage. Atmen Sie ein, wobei Sie den Bauch gegen die Unterlage drücken. Atmen Sie dann langsam so viel Luft wie möglich aus. Warten Sie ab, bis von selbst der Impuls entsteht, wieder einzuatmen. Führen Sie diese Übung 10-mal durch.

Entspannungsübung

Fassen Sie die Hautfalte zwischen Daumen und Zeigefinger (die Schwimmhaut) möglichst weit hinten und drücken Sie diese Stelle mit dem Daumen und Zeigefinger der anderen Hand etwa eine Minute lang. Tun Sie dasselbe an der anderen Hand.

Durchfall

Durchfall kann durch Stress oder Angst verursacht werden, aber auch durch unverträgliche Nahrungsmittel oder eine Infektion. Dauert er länger als einen Tag, gehen Sie zum Arzt.

Atemübungen

Machen Sie zunächst die Grundübungen zur Vollatmung im Liegen (siehe Seite 30 f.).
Klangwellen: Setzen Sie sich aufrecht auf einen Stuhl und lehnen Sie sich mit dem Rücken an. Atmen Sie aus und summen Sie einen tiefen Ton auf „Ommm". Lauschen Sie dem Ton nach und stellen Sie sich vor, wie die Tonschwingungen sich immer weiter entfernen über Kontinente und Meere. Dabei werden Sie ganz ruhig. Atmen Sie erst ein, wenn der Körper den Impuls dazu gibt.
Wiederholen Sie diese Übung 10 Minuten lang.

Entspannungsübung

Setzen Sie sich aufrecht und entspannt auf einen Stuhl. Stellen Sie sich vor, dass aus Ihren Füßen und aus Ihrem Steißbein Wurzeln in die Erde wachsen, immer tiefer, bis zum Erdkern. Lassen Sie bei jedem Ausatmen Ihre innere Unruhe durch diese Wurzeln in die Erde abfließen.
Legen Sie nun Ihre linke Hand auf Ihren Bauch an die Stelle, wo Sie Beschwerden haben. Legen Sie Ihre rechte Hand in gleicher Höhe auf Ihren Rücken. Nach einer Weile spüren Sie, wie Ihre Därme sich zwischen Ihren Händen beruhigen.

Leber-Galle-Beschwerden

Störungen im Bereich von Leber und Galle zeigen an, dass diese ihre Verdauungsaufgaben nicht bewältigen können. Bei der Tiefenatmung wird die Leber durch die Zwerchfellbewegung massiert und zu vermehrter Tätigkeit angeregt (nicht anwenden bei Leberentzündung, die könnte dadurch verschlimmert werden!).

Atemübungen

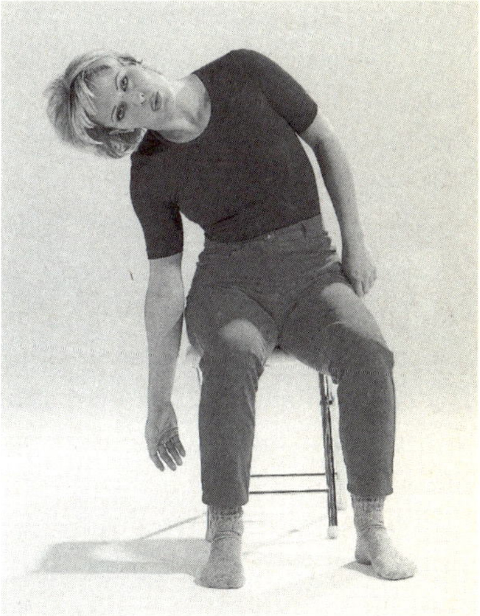

Machen Sie zunächst die Grundübungen zur Vollatmung im Stehen, Sitzen oder Liegen (siehe Seite 24 f.).

Seitwärts beugen: Setzen Sie sich aufrecht hin und beugen Sie beim Einatmen den Oberkörper langsam nach rechts so tief Sie können (siehe rechts). Atmen Sie aus und richten Sie dabei den Oberkörper wieder auf. Machen Sie diese Übung mehrmals täglich 10-mal.

„Tschü" singen: Atmen Sie tief ein, ziehen Sie den geöffneten Mund in die Breite und singen Sie in dieser Haltung „tschüüü", bis Sie alle Luft verbraucht haben. Wiederholen Sie diese Übung 9-mal.

Entspannungsübung

Legen Sie sich bequem hin und schließen Sie die Augen. Schauen Sie mit dem „inneren Auge" Ihrer Intuition in Ihre Leber hinein. Sehen Sie dort dunkle oder rote Stellen? Lassen Sie alle ungesunden Erscheinungen vom Atem aus Ihrem Körper hinaustragen.

Magenbeschwerden

Vorübergehende Magenbeschwerden werden oft durch Ärger, Angst oder Enttäuschung verursacht. Dauern sie länger an oder treten sie häufiger auf, gehen Sie zum Arzt.

Atemübungen

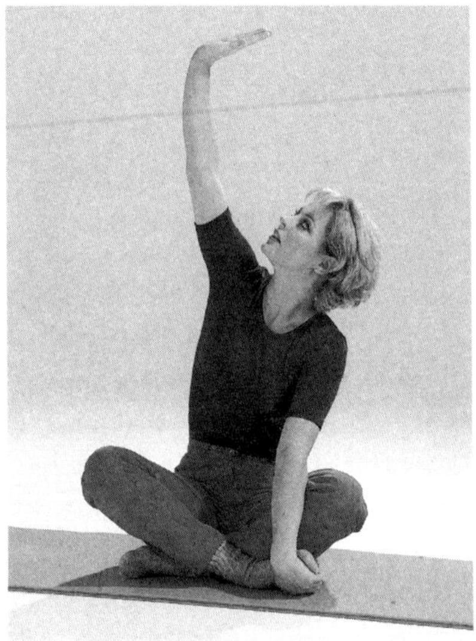

Machen Sie zunächst die Grundübungen zur Vollatmung im Stehen, Sitzen oder Liegen (siehe Seite 24 f.).

Der Blick zum Himmel: Setzen Sie sich im Schneidersitz auf den Boden oder auf das Bett. Falls Ihnen das schwer fällt, setzen Sie sich auf einen Stuhl und legen Sie den rechten Unterschenkel über das linke Knie. Umfassen Sie mit der linken Hand den rechten Fuß und heben Sie Ihre rechte Hand nach oben, bis der Arm gestreckt ist. Die Handfläche ist dabei nach oben der Zimmerdecke zugewandt. Folgen Sie mit dem Blick der rechten Hand (siehe oben). Atmen Sie in dieser Stellung 8-mal durch die Nase ein und durch den Mund wieder aus. Legen Sie nun den linken Unterschenkel über das rechte Knie. Umfassen Sie mit der rechten Hand den linken Fuß und heben Sie Ihre linke Hand nach oben, bis der Arm gestreckt ist. Die Handfläche ist dabei nach oben der Zimmerdecke zugewandt. Folgen Sie mit dem Blick der linken Hand. Atmen Sie in dieser Stellung 8-mal durch die Nase ein und durch den Mund wieder aus.

Entspannungsübung

Legen Sie sich auf den Rücken und ziehen Sie die Knie an. Atmen Sie ein und ziehen Sie dabei mit beiden Armen die Knie möglichst nah an den

Körper. Atmen Sie aus und strecken Sie Arme und Beine aus. Machen Sie diese Übung 10-mal (siehe Abbildung unter „Grippe", Seite 43).

Menstruationsbeschwerden

Starke Schmerzen oder auch das Ausbleiben der Monatsblutung können durch eine hormonale Fehlsteuerung verursacht sein oder durch Stress, Gemütsbewegungen oder körperliche Überanstrengung. Atemübungen tragen zur Normalisierung bei.

Atemübungen

Machen Sie zunächst die Grundübungen zur Vollatmung im Stehen, Sitzen oder Liegen (siehe Seite 24 f.).
Das Moorbad: Legen Sie sich flach auf den Rücken und stellen Sie sich vor, dass Sie in einem Moorbad liegen. Von allen Seiten ist Ihr Körper von angenehm weichem und wärmendem Moorschlamm umgeben. Spüren Sie beim Einatmen, wie die Wärme in Ihren Rücken kriecht, in Ihre Beine, Ihre Füße und Ihren Unterleib. Lassen Sie beim Ausatmen Ihre Schmerzen und Ihr Unwohlsein los. Nach einer Weile entspannen sich Ihre Bauch- und Unterleibsmuskeln.
Den Beckenboden entspannen: Machen Sie die folgende Übung nur beim Ausbleiben der Menstruation: Legen Sie sich mit dem Rücken auf den Fußboden (auf eine Decke) in die Nähe einer Wand, heben Sie die Beine und stützen Sie sie mit den Füßen an der Wand ab. Ziehen Sie beim Einatmen die Muskeln am After zusammen und entspannen Sie sie wieder beim Ausatmen (siehe Abbildung unter „Blasenschwäche", Seite 58).

Entspannungsübung

Legen Sie sich flach auf den Rücken, atmen Sie tief ein und singen Sie ein langgezogenes „Huuuu". Die Vibration des „U" hilft, den Unterleib zu entspannen.

Schwangerschaft

Alle Anleitungen zur natürlichen Geburt, wie z. B. von Lamaze, Read und anderen Ärzten, enthalten ausführliche Übungen zum entspannenden Atmen, meist auch in Verbindung mit gymnastischen Übungen während der Schwangerschaft.

Die Atemübungen bewirken, dass Sie und Ihr Baby in jeder Phase der Schwangerschaft mit genügend Sauerstoff versorgt werden und erhalten so Ihre Gesundheit und Ihre seelische Ausgeglichenheit. Die Atemübungen helfen auch, dem Baby Schmerzen und Schocks während der Geburt zu ersparen.

Die Grundlage der Atemübungen ist zunächst die gesunde Vollatmung, die manchmal auch Tiefenatmung genannt wird, wie sie auf den Seiten 24 f. beschrieben wird.

Die werdende Mutter lernt in erster Linie, ihren Atem zu kontrollieren und zu steuern, indem sie die Anzahl der Atemzüge, ihre Dauer und ihre Intensität selbst bestimmt. In den letzten Schwangerschaftswochen wird sie sich der Kontraktionen ihrer Gebärmutter bewusst und lernt, wie sie diese durch ihr Atmen unterstützen und die Schmerzen durch entspannendes Atmen vermindern kann. Während des Geburtsvorganges selbst kann sie durch verschiedene Arten der Atmung die Muskelkontraktionen und die Austreibung unterstützen, z.B. auch durch rhythmisches Atmen.

Hier kann auch der Partner durch sein eigenes Atmen Hilfen geben, ohne die Gebärende dabei zu gängeln oder ihr einen fremden Rhythmus aufzuzwingen (siehe „Atmen mit einem Partner" auf Seite 39).

Wenn Sie an Atemübungen für die Schwangerschaft interessiert sind, besorgen Sie sich ein Anleitungsbuch für Schwangerschaftsgymnastik oder fragen Sie Ihren Arzt oder Ihre Hebamme.

Übergewicht

Übergewicht entsteht entweder auf Grund hormonaler Störungen, die die richtige Verdauung der Nahrung beeinträchtigen, oder durch vermehrte Esslust. Letztere hat oft seelische Ursachen, die abgeklärt werden sollten.

Atemübungen

Machen Sie zunächst die Grundübungen zur Vollatmung im Stehen, Sitzen oder Liegen (siehe Seite 24 f.).

Den Himmel heben: Sie stehen aufrecht, die Arme hängen locker herunter und Ihre Füße sind etwa schulterbreit voneinander entfernt. Heben Sie beim Einatmen die Hände über den Kopf und verschränken Sie die Finger miteinander. Drehen Sie die verschränkten Hände mit dem Handteller nach oben und strecken Sie die Arme, als wenn Sie den Himmel erreichen wollten. Heben Sie dabei die Fersen, sodass Sie auf den Zehenspitzen stehen. Atmen Sie langsam aus und lassen Sie dabei die Arme und Fersen sinken. Machen Sie diese Übung 10-mal (siehe Abbildung unter „Kurzatmigkeit", Seite 46).

Die Zehen fassen: Atmen Sie im Stehen aus und beugen Sie sich dabei langsam vor, bis Sie Ihre Zehen anfassen können. Atmen Sie ein und richten Sie sich dabei wieder auf. Atmen Sie wieder aus und beugen Sie sich dabei langsam nach hinten; legen Sie Ihre Hände in Höhe der Nieren auf den Rücken. Richten Sie sich beim Ausatmen wieder auf (siehe Abbildung unter „Ischias", Seite 68).

Entspannungsübung

Legen Sie sich entspannt hin, atmen Sie tief ein und zischen Sie beim Ausatmen wie eine Schlange: „sssssssssssssssss".

Verstopfung

Wenn Verstopfung, verzögerter Stuhlgang oder übermäßig lange „Sitzungen“ über mehrere Tage hinweg anhalten, suchen Sie einen Arzt auf.

Atemübungen

Machen Sie zunächst die Grundübungen zur Vollatmung im Stehen, Sitzen oder Liegen (siehe Seite 24 f.).

Die Beine heben: Legen Sie sich flach auf den Rücken und strecken Sie die Arme und Beine locker aus. Heben Sie nun die gestreckten Beine nach oben, bis sie zur Zimmerdecke zeigen. Atmen Sie dabei aus. Bewegen Sie sie noch etwas weiter vor, bis die Füße über Ihrem Kopf sind. Bewegen Sie die Beine langsam wieder nach unten und atmen Sie dabei ein.

Das Gesäß heben: Legen Sie sich flach auf den Rücken und winkeln Sie die Unterschenkel im Knie an, sodass die Füße auf der Unterlage stehen. Nun atmen Sie aus und heben dabei das Gesäß und den Bauch hoch. Bleiben Sie in dieser Stellung und zählen Sie bis fünf. Lassen Sie Gesäß und Bauch langsam wieder sinken und atmen Sie dabei ein (siehe unten).

Entspannungsübung

Legen Sie sich flach auf den Rücken und stellen Sie sich vor, dass Sie in einem Moorbad liegen. Von allen Seiten ist Ihr Körper von einem angenehm weichen und wärmenden Moorschlamm umgeben. Spüren Sie, wie die Wärme in Ihren Rücken kriecht, in Ihre Beine, Ihre Füße und Ihr Gesäß. Nach einer Weile entspannen sich Ihre Muskeln und Ihre Därme.

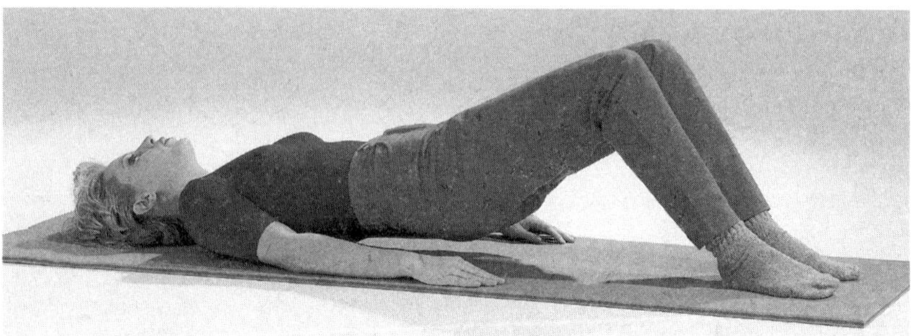

Beschwerden des Bewegungsapparates

Arthritis

Arthritis ist eine entzündliche Gelenkerkrankung mit vielen verschiedenen Erscheinungsformen. Ärztliche Behandlung ist in jedem Fall notwendig.

Atemübungen

Machen Sie zunächst die Grundübungen zur Vollatmung im Sitzen oder Liegen (siehe Seite 27 f.).

Die Brust öffnen: Stellen oder setzen Sie sich aufrecht hin und legen Sie die Fingerspitzen Ihrer Hände auf die Schultern. Atmen Sie ein und drücken Sie dabei die Ellenbogen so weit wie möglich nach hinten, sodass die Brust sich weitet. Führen Sie beim Ausatmen die Ellenbogen nach vorn. Machen Sie diese Übung 10-mal (siehe Abbildung unter „Husten", Seite 44).

Das Zehenspiel: Setzen Sie sich aufrecht mit gestreckten Beinen auf die Erde. Biegen Sie beim Ausatmen die Füße und Zehen möglichst weit nach unten zum Fußboden hin. Biegen Sie beim Einatmen Zehen und Füße wieder nach oben.

Entspannungsübung

Sitzen oder liegen Sie gerade und entspannt. Stellen Sie sich vor, dass aus Ihren Füßen und aus Ihrem Steißbein Wurzeln in die Erde wachsen, immer tiefer, bis zum Erdkern. Lassen Sie beim Ausatmen Ihre Schmerzen durch diese Wurzeln tief in die Erde ablaufen. Beim Einatmen holen Sie sich einen entspannenden Kraftstrom durch die Wurzeln aus der Erde in Ihren Körper herauf.

Ischias

Durch die Vollatmung werden alle Muskeln besser mit Sauerstoff versorgt; sie werden beweglicher und die mit dem Ischias verbundenen schmerzhaften Verspannungen lösen sich auf.

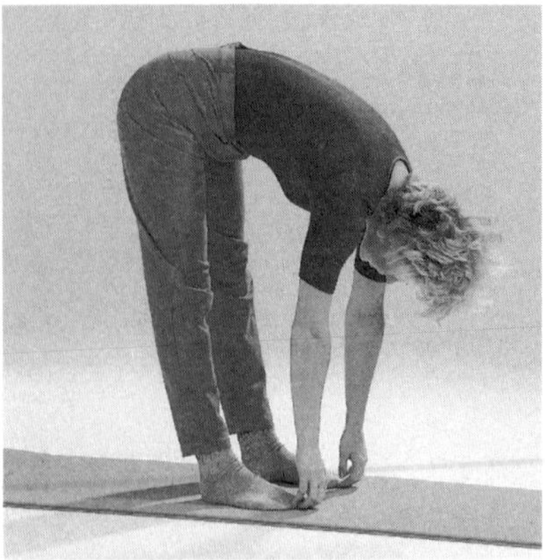

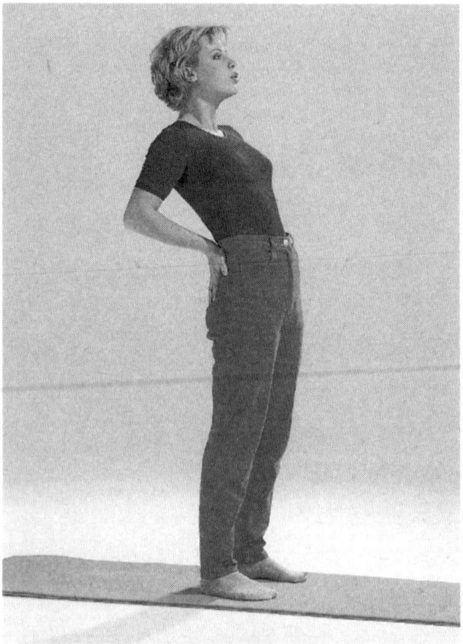

Atemübungen

Machen Sie zunächst die Grundübungen zur Vollatmung im Stehen, Sitzen oder Liegen (siehe Seite 24 f.).

Die Knie andrücken: Legen Sie sich auf den Rücken und ziehen Sie die Knie an. Atmen Sie ein und ziehen Sie dabei mit beiden Armen die Knie möglichst nah an den Körper. Atmen Sie aus und lockern Sie die Arme und Knie. Machen Sie diese Übung 10-mal (siehe Abbildung unter „Grippe", Seite 43).

Die Zehen fassen: Sie stehen aufrecht. Atmen Sie aus und beugen Sie sich dabei langsam vor, bis Sie Ihre Zehen anfassen können. Beim Einatmen richten Sie sich wieder auf. Atmen Sie wieder aus und beugen Sie sich dabei langsam nach hinten; legen Sie Ihre Hände unterhalb der Gürtellinie auf den Rücken, in Höhe der Nieren (siehe Abbildungen oben). Beim Einatmen richten Sie sich wieder auf. Machen Sie diese Übung 10-mal.

Entspannungsübung

Suchen Sie im Stehen die tiefen Falten, die die linke und die rechte Gesäßhälfte jeweils vom hinteren Oberschenkel trennen. Drücken Sie mit den Zeigefingern den Punkt in der Mitte dieser Falte etwa drei Minuten lang mehrmals täglich.

Nackenschmerzen

Nackenschmerzen oder ein sogenannter steifer Hals können verschiedene Ursachen haben, wie z. B. eine Erkältung, eine Muskelzerrung oder auch eine seelische Verstimmung.

Atemübungen

Machen Sie zunächst die Grundübungen zur Vollatmung im Sitzen oder Stehen (siehe Seite 24 f.).

Den Kopf zurechtrücken: Halten Sie den Kopf aufrecht und legen Sie Ihre linke Hand mit der Handfläche unter das Kinn und die rechte Hand an den Hinterkopf. Atmen Sie aus und drücken Sie dabei das Kinn (und damit den Kopf) mit der linken Hand nach rechts. Atmen Sie ein und drehen Sie den Kopf dabei wieder nach vorn.

Legen Sie nun die rechte Hand mit der Handfläche unter das Kinn und die linke Hand an den Hinterkopf. Atmen Sie aus und drücken Sie dabei mit den Händen den Kopf nach links. Atmen Sie dann ein und drehen Sie dabei den Kopf wieder nach vorn.

Wiederholen Sie diese Übung 9-mal.

Begrüßungsnicken: Halten Sie den Kopf aufrecht und drehen Sie ihn beim Ausatmen nach links. Nicken Sie dreimal nach links, als wenn Sie einen dort stehenden Bekannten begrüßen wollten. Atmen Sie ein und drehen Sie dabei den Kopf wieder nach vorn. Machen Sie dieselben Bewegungen zur rechten Seite.

Führen Sie diese Übung 10-mal durch.

Entspannungsübung

Knien Sie sich „auf allen Vieren" auf den Boden und lassen Sie den Kopf locker nach vorn hängen. Bewegen Sie ihn zwei Minuten lang spielerisch nach allen Seiten, soweit dies ohne Schmerzen möglich ist.

Rheumatismus

Die vom Rheumatismus geplagten Muskeln entspannen sich und werden beweglicher, wenn sie durch Vollatmung besser mit Sauerstoff versorgt werden.

Atemübungen

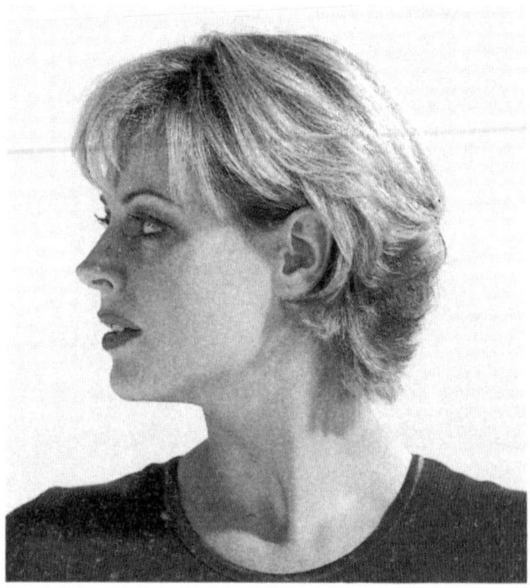

Machen Sie zunächst die Grundübungen zur Vollatmung im Stehen, Sitzen oder Liegen (siehe ab Seite 24 f.).

Kopfwenden: Stellen Sie sich aufrecht hin, die Beine etwa schulterbreit auseinander. Atmen Sie ein, drehen Sie dabei den Kopf so weit wie möglich nach rechts hinten und schauen Sie nach hinten.
Atmen Sie aus, drehen Sie dabei den Kopf zurück und entspannen Sie Hals und Nacken. Nun drehen Sie beim Einatmen den Kopf so weit wie möglich nach links hinten und schauen Sie nach hinten. Atmen Sie wieder aus, drehen Sie den Kopf zurück und entspannen Sie Hals und Nacken.
Sie können dabei auch die Hände zu Hilfe nehmen, wie es beim „Kopf zurechtrücken" (Seite 69) beschrieben ist. Machen Sie diese Übung 10-mal.

Entspannungsübung

Legen Sie sich flach auf den Rücken und stellen Sie sich vor, dass Sie in einem Moorbad liegen. Von allen Seiten ist Ihr Körper von einem angenehm weichen und wärmenden Moorschlamm umgeben. Spüren Sie, wie die Wärme in Ihren Rücken kriecht, in Ihre Beine, Ihre Füße und Ihr Gesäß. Nach einer Weile entspannen sich alle Ihre Muskeln.

Rückenbeschwerden

Ob Ihre Rückenbeschwerden auf Muskelverspannungen oder einem Bandscheibenvorfall beruhen, in jedem Falle bewirkt die Vollatmung eine Entspannung der beteiligten Muskeln und damit eine Verbesserung der Beweglichkeit.

Atemübungen

Machen Sie zunächst die Grundübungen zur Vollatmung im Stehen, Sitzen oder Liegen (siehe Seite 24 f.).

Das Knie heben: Stellen Sie sich aufrecht hin, atmen Sie ein und strecken Sie dabei den linken Arm gerade nach oben. Knicken Sie die Hand so ab, dass sie flach über dem Kopf schwebt und die Handfläche zur Zimmerdecke zeigt. Heben Sie gleichzeitig das rechte Knie. Falls Ihnen das schwer fällt, stützen Sie sich mit der anderen Hand irgendwo ab. Atmen Sie aus und kehren Sie dabei in die Ausgangsposition zurück.

Beim nächsten Einatmen strecken Sie den rechten Arm gerade nach oben und knicken Sie wieder die Hand so ab, dass die Handfläche zur Zimmerdecke zeigt. Heben Sie gleichzeitig das linke Knie. Atmen Sie aus und kehren Sie dabei in die Ausgangsposition zurück. Machen Sie diese Übung 10-mal (siehe Abbildung unter „Übelkeit", Seite 40).

Entspannungsübung

Legen Sie sich bequem hin und schließen Sie die Augen. Stellen Sie sich vor, dass Ihr Rücken sich beugt und sich hin und her bewegt. Je lebendiger Sie sich das vorstellen und je gesammelter Sie dabei in Ihren Rücken hineinspüren, umso besser und schmerzloser lässt er sich auch in Wirklichkeit bewegen.

Tennisellenbogen

Schmerzen im Ellenbogen können bei jeder Sportart oder sonstigen Tätigkeit entstehen, bei der das Ellenbogengelenk wiederholt kräftig bewegt wird.

Atemübungen

Machen Sie zunächst die Grundübungen zur Vollatmung im Sitzen oder Stehen (siehe Seite 24 f.).

Die Arme heben: Sie stehen oder sitzen aufrecht und lassen die Arme locker an den Seiten herunterhängen. Strecken Sie den rechten Arm nach vorn. Atmen Sie ein und heben Sie dabei den rechten Unterarm vom Ellenbogen an langsam nach oben. Atmen Sie aus und lassen Sie dabei den Unterarm wieder sinken.

Tun Sie dasselbe mit dem linken Arm, dann mit beiden Armen gleichzeitig. Machen Sie diese Übung 10-mal.

Die Arme ausstrecken: Strecken Sie Ihren rechten Arm zur Seite und atmen Sie dabei ein. Lassen Sie ihn langsam wieder sinken und atmen Sie dabei aus.

Tun Sie dasselbe mit dem linken Arm und mit beiden Armen zusammen jeweils 10-mal.

Entspannungsübung

Verschränken Sie Ihre Arme locker vor dem Körper; fassen Sie mit der linken Handfläche unter den rechten Ellenbogen und mit der rechten unter den linken Ellenbogen. Ihre Arme bilden jetzt über die Verbindung zwischen den Schultern einen geschlossenen Stromkreis. Stellen Sie sich vor, wie Ihre Körperenergie durch diesen Kreis fließt. Lassen Sie los, wenn Sie eine Entspannung spüren.

Verspannungen

Wir sprechen von Verspannungen, wenn Muskelfasern nicht von allein in einen entspannten Zustand zurückkehren, sondern angespannt und verhärtet bleiben. Das kann mit Schmerzen verbunden sein oder auch mit einem Gefühl der Steifheit und Unbeweglichkeit.

Atemübungen

Machen Sie zunächst die Grundübungen zur Vollatmung im Sitzen oder Stehen (siehe Seite 24 f.).

Aufrichten und Hinhocken: Atmen Sie ein und heben Sie dabei die Arme – mit den Handflächen nach oben – langsam seitwärts hoch, bis sie schräg nach oben zeigen.

Atmen Sie langsam aus, senken Sie dabei die Arme und gehen Sie langsam in die Hocke; schlingen Sie die Arme um die Knie. Machen Sie diese Übung 10-mal (siehe Abbildung unter „Beklemmungen", Seite 49).

Entspannungsübungen

Legen Sie Ihre linke Hand locker oberhalb der verspannten Stelle auf Ihr Bein, Ihren Körper oder Ihren Kopf und Ihre rechte Hand unterhalb der verspannten Stelle. Atmen Sie tief und regelmäßig und spüren Sie in die Stelle hinein. Nehmen Sie die Hände erst weg, wenn Sie eine Entspannung wahrnehmen.

Häufig hilft auch Massage: Kneten Sie die betroffenen Muskeln mit den Fingern. Bewegen Sie die Muskeln sanft mit den Händen hin und her; streichen oder reiben Sie darüber. Spüren Sie, wie die bearbeitete Stelle warm und locker wird.

Liegt die verspannte Stelle am Rücken, lassen Sie sich von jemand anderem massieren.

Sonstige Beschwerden und Krankheiten

Allergien

Wenn der Körper in ungewöhnlich heftiger Form auf Außenreize wie Blütenstaub, Hausstaub, Umweltgifte oder bestimmte Nahrungsmittel reagiert, sprechen wir von Allergien. Tiefes Atmen hilft den körpereigenen Abwehrkräften, besser damit fertigzuwerden.

Atemübungen

Machen Sie zunächst die Grundübungen zur Vollatmung im Stehen, Sitzen oder Liegen (siehe Seite 24 f.).

Verkehrt atmen: Stellen Sie sich aufrecht und locker hin, die Füße geschlossen nebeneinander. Stellen Sie sich vor, dass in Ihrem Bauch ein Blasebalg steht, der mit der Ausgangsdüse nach oben in Ihre Luftröhre zeigt. Atmen Sie nun ein, indem Sie mit den Bauchmuskeln den vorgestellten Blasebalg ganz zusammendrücken. Während Sie dann ausatmen, dehnt sich der Blasebalg wieder aus. Führen Sie diese Übung 10-mal hintereinander durch und ruhen Sie sich dann aus.

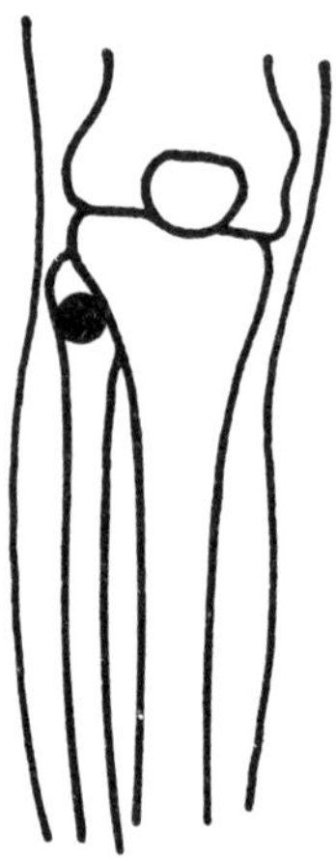

Entspannungsübung

Ertasten Sie den oberen Rand Ihrer Kniescheibe und gehen Sie an diesem Rand entlang zur Innenseite des Beines. Wo die Kniescheibe aufhört, finden Sie eine Delle zwischen den Knochen (siehe rechts). Drücken Sie Ihren Finger etwa drei Minuten lang in diese Delle.

Altersbeschwerden

Von Alterserscheinungen sprechen wir, wenn die Funktionsfähigkeit des Körpers abnimmt, d. h. wenn bestimmte Prozesse sich verlangsamen, in geringerem Maße oder gar nicht mehr stattfinden, wie etwa die Erneuerung abgestorbener Zellen oder die Produktion bestimmter Hormone. Dazu kommen körperliche Beschwerden wie zunehmende Steifheit, Langsamkeit, Unbeweglichkeit, Ermüdbarkeit, oder auch geistige Unzulänglichkeiten wie Konzentrationsschwäche oder Gedächtnisschwäche. An Krankheiten treten im Alter vermehrt Arthritis, Diabetes, Rheuma und Ähnliches auf. Schauen Sie unter diesen Stichwörtern nach, welche Atemübungen dabei hilfreich sind.
Viele Altersbeschwerden müssen aber gar nicht auftreten, denn der Ausfall einzelner Bereiche wird häufig durch die Zunahme von Blockierungen hervorgerufen. Diese Blockierungen bewirken, dass immer weniger Energie zu den Zellen durchdringt und daher der notwendige Stoffwechsel nicht mehr stattfinden kann. Solche Blockierungen können durch Körperenergiearbeit in Verbindung mit Atemübungen beseitigt werden.

Atemübungen

Machen Sie zunächst die Grundübungen zur Vollatmung im Stehen, Sitzen oder Liegen (siehe ab Seite 24 f.).
Der Summ-Atem: Setzen Sie sich bequem hin, atmen Sie tief ein und summen Sie beim Ausatmen laut: „mmm“. Lassen Sie den Atem allmählich abebben und das „mmm“ leiser werden. Durch das Vibrieren des Klanges werden Ihre Körperzellen und der Kreislauf aktiviert.

Entspannungsübung

Schütteln Sie zunächst Ihre Hände und Arme aus. Legen Sie im Sitzen den linken Unterschenkel waagerecht über das rechte Knie. Legen Sie die rechte Hand mit dem Handteller unter die Mitte der linken Fußsohle und die linke Hand auf die rechte Schulter zwischen Schultergelenk und Hals (siehe Abbildung Seite 76). Dabei bleiben die Hände und Arme so locker, wie Sie sie eben beim Ausschütteln erlebt haben.

Manch einer meint, man müsse nun mit den Händen Energie in den Körper hineingeben oder herausziehen. Das ist nicht der Fall, sondern die Hände liegen völlig neutral und absichtslos auf. Atmen Sie während der ganzen Übung tief ein und aus.

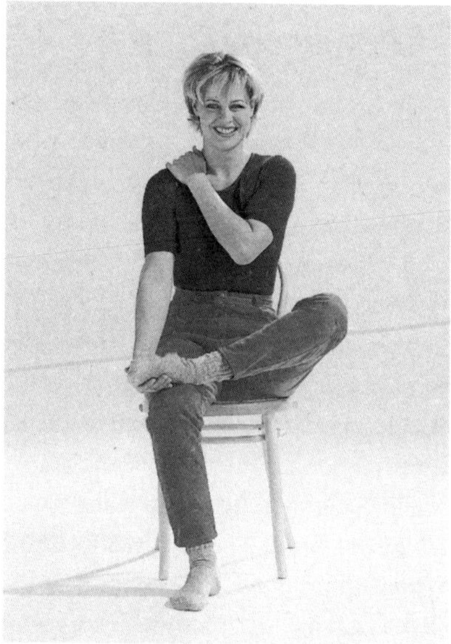

Nehmen Sie nach etwa fünf Minuten die spiegelbildliche Stellung ein: Legen Sie den rechten Unterschenkel über das linke Knie, die linke Hand unter die rechte Fußsohle und die rechte Hand auf die linke Schulter. So entsteht ein geschlossener Stromkreis, der dazu führt, dass die Energie auf diesem Wege durch den Körper kreist und ihn belebt, was Sie nach einigen Minuten auch selbst spüren werden.
Dabei ist wichtig, dass Sie die Arme und Beine wenig abknicken; je sanfter die Kurve, umso besser können die elektromagnetischen Ströme fließen! Wenn Sie diese Übung regelmäßig durchführen, lösen sich die Blockierungen auf, die sich im Laufe des Lebens in Ihrem Körper festgesetzt haben, und Sie werden wieder fit und beweglich.

Gicht

Bei Gicht lagern sich Harnsäurekristalle an bestimmten Körperstellen ab, vorwiegend in den Zehen und Fingern, wodurch Entzündungen und Schmerzen entstehen. Gehen Sie in jedem Falle zum Arzt und lassen Sie sich die nötigen Medikamente verschreiben.

Atemübungen

Machen Sie zunächst die Grundübungen zur Vollatmung im Stehen, Sitzen oder im Liegen (siehe Seite 24 f.).

Armkreisen: Stellen oder setzen Sie sich aufrecht hin und bewegen Sie den gestreckten rechten Arm in einem großen Kreis nach vorn, nach oben und nach hinten und lassen Sie ihn wieder sinken. Tun Sie dasselbe mit dem linken Arm, dann mit beiden Armen zusammen. Atmen Sie dabei tief und regelmäßig. Machen Sie diese Übung mehrmals am Tage.
Die Zehen fassen: Stellen Sie sich aufrecht hin und atmen Sie aus. Beugen Sie sich dabei langsam vor, bis Sie Ihre Zehen anfassen können. Atmen Sie ein und richten Sie sich dabei wieder auf. Machen Sie diese Übung 10-mal (siehe Abbildung unter „Ischias", Seite 68).

Entspannungsübung

Legen Sie sich bequem hin und schließen Sie die Augen. Stellen Sie sich vor, dass Sie Ihre Zehen krümmen und hin und her bewegen. Je lebendiger Sie sich das vorstellen und je konzentrierter Sie dabei in Ihre Zehen hineinspüren, umso leichter und schmerzloser lassen sich Ihre Zehen auch in Wirklichkeit bewegen. Tun Sie dasselbe mit Ihren Fingern.

Hämorriden

Hämorriden sind krampfaderähnliche juckende Erweiterungen der Venen am Ende des Darms. Wie bei Krampfadern an den Beinen kann auch hier vertiefte Atmung einer Verschlimmerung vorbeugen.

Atemübungen

Machen Sie zunächst die Grundübungen zur Vollatmung im Stehen, Sitzen oder Liegen (siehe Seite 24 f.).
Verkehrt atmen: Stellen Sie sich aufrecht und locker hin, die Füße geschlossen nebeneinander. Stellen Sie sich vor, dass in Ihrem Bauch ein Blasebalg steht, der mit der Ausgangsdüse nach oben in Ihre Luftröhre reicht. Atmen Sie nun ein, indem Sie mit den Bauchmuskeln den vorgestellten Blasebalg ganz zusammendrücken. Während Sie dann ausatmen, dehnt sich der Blasebalg wieder auseinander. Sie tun damit das Gegenteil von der normalen Tiefenatmung, wo man beim Einatmen den Bauch dehnt und ihn beim Ausatmen zusammenpresst. Führen Sie diese Übung 10-mal hintereinander durch und ruhen Sie sich dann aus.

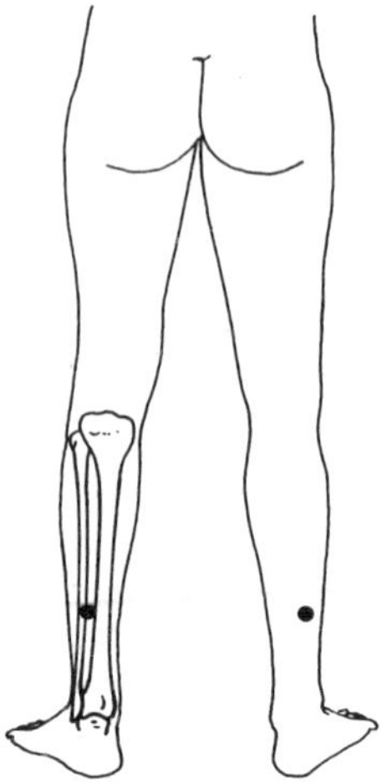

„Huuu" singen: Atmen Sie tief ein, runden Sie Ihre Lippen o-förmig und singen Sie „huuu", bis alle Luft verbraucht ist. Wiederholen Sie diese Übung 9-mal.

Entspannungsübung

Messen Sie vom oberen Rand Ihres äußeren Fußknöchels fünf Fingerbreiten nach oben ab. Dort finden Sie an der Seite des Knochens eine empfindliche Stelle. Drücken Sie diese kräftig etwa zwei Minuten lang, auch am anderen Bein (siehe Abbildung links).

Krebs

Bei Krebs sind einige Körperzellen entartet und wachsen unkontrolliert weiter, wobei sie gesundes Gewebe vernichten oder verdrängen. Eine Theorie besagt, dass diese Entartung entsteht, weil die Zellen nicht genügend Sauerstoff erhalten, und dass ihr Wachstum durch vermehrte Sauerstoffzufuhr gebremst werden kann. Die nachfolgenden Übungen sind als Ergänzung zur ärztlichen Behandlung zu sehen.

Atemübungen

Machen Sie zunächst die Grundübungen zur Vollatmung im Stehen, Sitzen oder Liegen (siehe Seite 24 f.).
Löwengebrüll: Stellen Sie sich aufrecht mit gespreizten Beinen hin und brüllen Sie beim Ausatmen wie ein Löwe, indem Sie den Mund weit öffnen, die Zähne zeigen und laut „haaaaa!" schreien. Legen Sie Ihre ganze Kraft in diesen Schrei. Machen Sie die Übung 10-mal.

Entspannungsübung

Setzen Sie sich aufrecht auf einen Stuhl und lehnen Sie sich mit dem Rücken an. Atmen Sie aus und summen Sie einen tiefen Ton auf „Omm".

Lauschen Sie dem Ton nach und stellen Sie sich vor, wie die Tonschwingungen sich immer weiter entfernen über Kontinente und Meere. Sie nehmen alle Krankheitserscheinungen mit sich hinweg. Atmen Sie erst ein, wenn der Körper den Impuls dazu gibt. Wiederholen Sie das 10 Minuten lang jeden Tag.

Sterbebegleitung

Vielen Menschen macht das Sterben Angst. Durch vertieftes Atmen können sie diese Angst unter Kontrolle bringen und Ruhe finden. Ein kranker und schwacher Mensch, der dem Tode nahe ist, sollte nicht mehr mit gymnastischen Übungen geplagt werden. Neben schmerzstillenden Mitteln sollten ihm ganz nach seinen Bedürfnissen Zuspruch, Ermutigung und Trost gegeben werden.

Für den anderen atmen

Wenn der Kranke unruhig ist, können Sie ihn durch Ihr Atmen beruhigen: Atmen Sie hörbar tief und gleichmäßig ein und aus; dieser Atemrhythmus überträgt sich nach einer Weile auf den Kranken, auch wenn er Ihre Atmung nicht bewusst wahrnimmt. Wenn der Kranke dann selbst ruhig atmet, gehen Sie zur Stillatmung über, indem Sie den Atemrhythmus beibehalten, aber alle Atemgeräusche weglassen. Der stille, gleichmäßige Atemfluss teilt sich ebenfalls dem Kranken mit und lässt ihn ruhiger werden. Irgendwann hört er dann auf zu atmen.

Entspannungsübung

Fassen Sie den Sterbenden sanft und liebevoll an beiden Händen und lassen Sie Ihre Ruhe in ihn hinüberströmen. Wenn diese Handhaltung zu unbequem ist, genügt auch der Kontakt mit nur einer Hand. Sprechen Sie mit leiser Stimme zu dem Patienten, auch wenn er Sie nicht zu hören scheint. Im Unterbewusstsein kommt Ihre Zuwendung doch bei ihm an und gibt ihm Sicherheit.

Suchtkrankheiten

Mit Sucht bezeichnen wir einen Zustand, in dem der Mensch ohne ein bestimmtes Hochgefühl nicht mehr auskommen kann, das z. B. durch Alkohol, Nikotin oder Drogen ausgelöst wird.

Atemübungen

Machen Sie zunächst die Grundübungen zur Vollatmung im Stehen, Sitzen oder Liegen (siehe Seite 24 f.).

Hineinatmen: Setzen oder stellen Sie sich aufrecht hin und spüren Sie in Ihren Körper hinein: Wo genau sitzt das Suchtgefühl, das Begehren nach dem erlösenden Stoff? Atmen Sie in diese Stelle hinein und lassen Sie beim Ausatmen das Suchtgefühl mit abfließen. Machen Sie diese Übung immer dann, wenn das Begehren auftritt.

Sauerstoffüberfluss: Nur für Gesunde zu empfehlen! Joggen oder schwimmen Sie, fahren Sie Rad oder atmen Sie einfach mit schnellen kurzen Atemzügen pausenlos vor sich hin. Bald spüren Sie, dass man auch vom Sauerstoff „high" werden kann.

Entspannungsübung

Nehmen Sie eine beliebige Kette in die Hand, setzen Sie sich aufrecht hin und nehmen Sie eine Perle zwischen Daumen und Zeigefinger. Sprechen Sie nun ein Wort, das eine Resonanz in Ihnen hervorruft, z. B. „Freiheit", „Leben" oder auch „Omm". Nehmen Sie die nächste Perle zwischen die Finger und wiederholen Sie das Wort, usw. Wenn Ihre Gedanken abschweifen, holen Sie sie wieder zurück. Da unser Geist sich immer nur mit einer Sache auf einmal beschäftigen kann, ist es nicht möglich, dass er während dieser Übung an die Sucht denkt.

Seelische Verstimmungen

Ängste

Wenn wir Angst haben, sehen wir die Welt verzerrt und handeln deswegen auch nicht der Sache angemessen, sondern falsch. Auch um uns vor den Folgen dieses falschen Handelns zu bewahren, sollten wir versuchen, die Angst loszuwerden.

Atemübungen

Machen Sie zunächst die Grundübungen zur Vollatmung im Stehen, Sitzen oder Liegen (siehe Seite 24 f.).

Die Brust öffnen: Setzen Sie sich aufrecht auf einen Stuhl oder Hocker. Atmen Sie langsam durch die Nase ein und bewegen Sie dabei die Ellenbogen so weit wie möglich nach hinten. Sie spüren, wie die Schulterblätter sich aufeinander zu bewegen und der Brustraum sich weitet. Atmen Sie durch die gespitzten Lippen aus, indem Sie ein stimmloses „f" von sich geben. Pressen Sie dabei möglichst viel Luft hinaus. Machen Sie diese Übung 10-mal (siehe Abbildung unter „Husten", Seite 44).

Löwengebrüll: Stellen Sie sich aufrecht mit gespreizten Beinen hin und brüllen Sie beim Ausatmen wie ein Löwe, indem Sie den Mund weit öffnen, die Zähne zeigen und laut „haaaaa!" schreien. Legen Sie Ihre ganze Kraft in diesen Schrei. Machen Sie die Übung 10-mal.

Entspannungsübung

Spüren Sie in Ihren Körper hinein und stellen Sie fest, an welcher Stelle die Angst sitzt. Legen Sie Ihre linke Hand auf diese Stelle und die rechte Hand auf Ihr Steißbein. Gehen Sie beim Einatmen in die Angst hinein und atmen Sie sie beim Ausatmen mit weg.

Ärger

Um mit Ärger umgehen zu lernen, muss man zunächst einmal merken, wann man sich ärgert. Und dann hilft es auch nichts, den Ärger wegzuschieben, sondern man muss sich selbst eingestehen, dass man sich ärgert. Am besten ist es, wenn man ihn nicht unterdrückt, sondern herauslässt. Dadurch entspannt man sich selbst und auch die Situation.

Atemübungen

Machen Sie zunächst die Grundübungen zur Vollatmung im Stehen, Sitzen oder Liegen (siehe Seite 24 f.).
Summ-Atem: Schwingen Sie im Stehen oder Sitzen beim Einatmen die Hände seitlich hoch – bis in Kopfhöhe. Summen Sie beim Ausatmen ein langes „mmm" und lassen Sie die Hände wieder sinken.
Seufzen: Spüren Sie in Ihren Körper hinein: An welcher Stelle sitzt der Ärger? Wo konzentriert er sich? Atmen Sie langsam in diese Stelle hinein, seufzen Sie tief beim Ausatmen und atmen Sie Ihren Ärger mit aus. Machen Sie beide Übungen 10-mal.

Entspannungsübung

Ihr Ärger verfliegt am schnellsten, wenn Sie an der frischen Luft für längere Zeit joggen, Rad fahren oder wenn Sie im Fitness-Center Ihre Übungen machen. Bei schlechtem Wetter können Sie stattdessen im Zimmer auf der Stelle laufen und Boxbewegungen machen und z. B. auf ein Kissen oder einen Sandsack schlagen.

Bestürzung

Bestürzung ist ein Schreck, der mit momentaner Fassungslosigkeit und Handlungsunfähigkeit verbunden ist. Je tiefer wir atmen, umso schneller kann das Gehirn seine Steuerungsfunktion wieder aufnehmen.

Atemübung

Machen Sie zunächst die Grundübungen zur Vollatmung im Stehen, Sitzen oder Liegen (siehe Seite 24 f.).

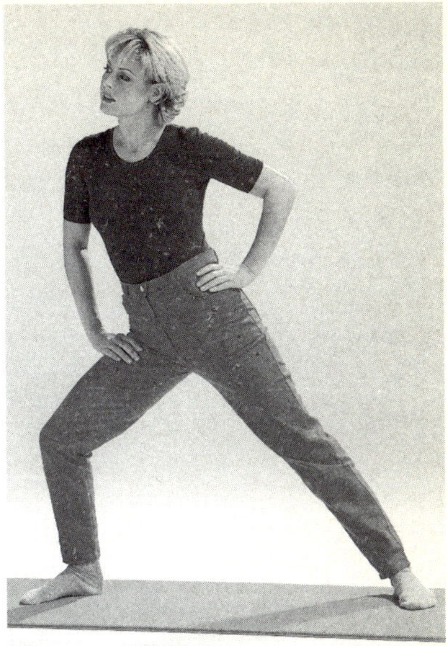

Kopfball: Stellen Sie sich aufrecht mit gegrätschten Beinen hin und gehen Sie leicht in die Knie. Atmen Sie ein und beugen Sie dabei den Oberkörper etwas vor, strecken Sie das linke Bein, indem Sie den Körper nach rechts bewegen, und machen Sie eine schnelle Kopfbewegung nach rechts oben, als wenn Sie einen Ball mit dem Kopf wegstoßen. Atmen Sie aus und gehen Sie dabei in die Ausgangsstellung zurück. Atmen Sie wieder ein und beugen Sie den Oberkörper etwas vor, strecken Sie das rechte Bein, indem Sie den Körper nach links bewegen, und machen Sie eine schnelle Kopfbewegung nach links oben, als wenn Sie wieder einen Ball mit dem Kopf wegstoßen. Atmen Sie aus und gehen Sie dabei in die Ausgangsstellung zurück. Machen Sie die gesamte Übung 10-mal.

Entspannungsübung

Streicheln Sie Ihr Gesicht sanft und liebevoll von unten nach oben so lange und so oft Sie mögen.

Depressionen

Die Depression ist eine länger dauernde negative Verstimmung, die meist von einer flachen und ungenügenden Atmung begleitet wird. Tiefes Atmen kann etwas Linderung verschaffen.

Atemübungen

Machen Sie zunächst die Grundübungen zur Vollatmung im Stehen, Sitzen oder Liegen (siehe Seite 24 f.).

Die Bauchpumpe: Setzen oder stellen Sie sich aufrecht ans offene Fenster oder in die frische Luft im Freien. Atmen Sie schnell durch die Nase ein und aus, etwa einmal pro Sekunde. Ziehen Sie bei jedem Ausatmen den Bauch ein und lassen Sie ihn beim Einatmen wieder nach vorn schnellen. Machen Sie nach einer Minute eine Pause und wiederholen Sie dann die Übung.

Die Arme hochschwingen: Atmen Sie nun wieder im normalen Tempo. Schwingen Sie beim Einatmen die Hände seitlich hoch – bis in Kopfhöhe. Senken Sie beim Ausatmen die Hände langsam und lassen Sie Ihre Schwäche und Hoffnungslosigkeit in die Erde ablaufen. Machen Sie diese Übung 10-mal.

Entspannungsübung

Lassen Sie im Sitzen den Kopf hängen und atmen Sie aus. Richten Sie sich gerade auf und atmen Sie tief ein. Sprechen Sie dabei „Ich schaffe es! Mir fließt Kraft zu!" oder einen ähnlichen ermutigenden Satz. Tiefes Atmen macht Sie kräftiger, gesünder und aktiver.

Emotionale Konflikte

Emotionale Konflikte sind widerstreitende Gefühle. Tiefes Atmen bringt den Menschen innerlich ins Gleichgewicht, sodass er dann klarer denken und seine Probleme besser lösen kann.

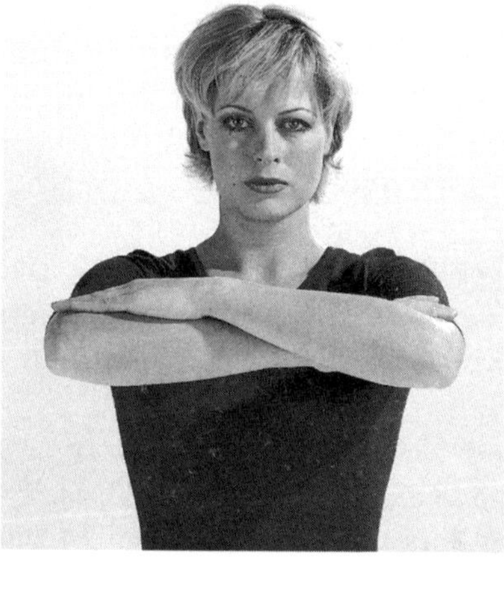

Atemübungen

Machen Sie zunächst die Grundübungen zur Vollatmung im Stehen, Sitzen oder Liegen (siehe auch Seite 24 f.).

Die Ellenbogen gebrauchen: Überkreuzen Sie Ihre Arme vor der Brust, sodass die Ellenbogen waagerecht nach vorn zeigen. Dadurch

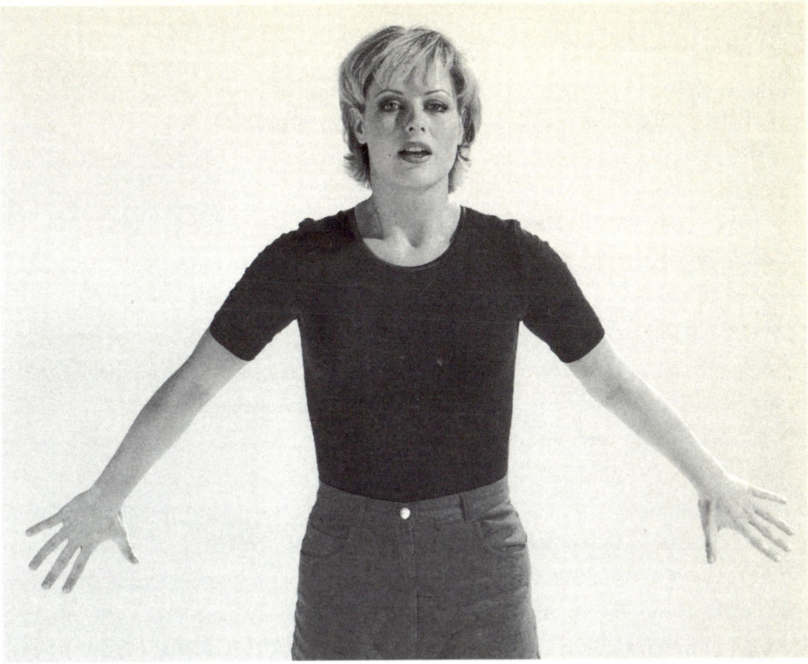

wird der Rücken gedehnt. Atmen Sie tief in den Rücken hinein. Rufen Sie nun ausatmend „weg!“ und stoßen Sie gleichzeitig die Ellenbogen und Hände nach hinten, als wenn Sie sich von etwas befreien wollten (siehe oben). Machen Sie diese Übung mehrmals täglich 10-mal.

Gesammeltes Atmen: Atmen Sie normal durch die Nase aus und ein, aber ohne Geräusche, leicht, harmonisch und still. Konzentrieren Sie sich ganz auf den Atemfluss.

Entspannungsübung

Suchen Sie die Unterkante Ihrer Kniescheibe und messen Sie von dort aus vier Fingerbreiten nach unten und eine Fingerbreite zur Außenseite des Beines ab. Dort finden Sie eine Delle unterhalb des Schienbeinkopfes. Setzen Sie Ihren Zeigefinger hinein und drücken Sie kräftig etwa zwei Minuten, möglichst an beiden Beinen gleichzeitig (siehe Abbildung unter „Allergien“, Seite 74).

Entschlusslosigkeit

Wenn man sich nicht zwischen mehreren Möglichkeiten entscheiden kann, hilft ruhiges, tiefes Atmen, um zu sich selbst zu kommen und die richtige Wahl zu treffen.

Atemübungen

Machen Sie zunächst die Grundübungen zur Vollatmung im Stehen, Sitzen oder Liegen (siehe Seite 24 f.).

Den Kopf drücken: Legen Sie Ihre Hände vor die Ohren an die Seiten Ihres Kopfes. Atmen Sie ein und drücken Sie dabei den Kopf mittelkräftig von beiden Seiten. Halten Sie den Atem an und drücken Sie noch einmal zu. Dann atmen Sie aus und lockern die Hände. Machen Sie diese Übung 7-mal.

Boxen: Stellen Sie sich breitbeinig hin und halten Sie die geballten Fäuste in Taillenhöhe an den Körper. Nun atmen Sie schnaubend aus (wie ein Pferd) und stoßen dabei die linke Faust nach vorn. Atmen Sie langsam ein und ziehen Sie dabei die Faust wieder zurück. Machen Sie die gleiche Übung mit der rechten Faust. Wiederholen Sie beides 9-mal (siehe Abbildung unter „Wut“, Seite 96).

Entspannungsübung

Streichen Sie mit den Händen wiederholt sanft Ihre Arme hinauf. Tun Sie dasselbe an den Beinen. Streichen Sie immer zum Herzen hin. Wenn Sie mögen, kneten und massieren Sie Ihre Muskeln auch. Sprechen Sie sich dabei vor : „Ich weiß, was ich will“. Falls möglich, lassen Sie sich die Streicheleinheiten von einem anderen Menschen geben.

Enttäuschung

Wenn eine Erwartung nicht erfüllt wird, sind wir enttäuscht. Tiefenatmung verhilft zu mehr innerem Gleichgewicht, sodass wir die unerfüllte Erwartung und damit auch die Enttäuschung loslassen können.

Atemübungen

Machen Sie zunächst die Grundübungen zur Vollatmung im Stehen, Sitzen oder Liegen (siehe Seite 24 f.).

Trommeln: Klopfen Sie mit der rechten gewölbten Hand auf Ihre linke Brusthälfte. Beginnen Sie oben am Schlüsselbein und klopfen Sie dann langsam weiter nach unten bis zur untersten Rippe. Beklopfen Sie auch soweit wie möglich Ihren Rücken, indem Sie mit der Hand von oben über die Schulter reichen und von unten unter der Achsel hindurch. Nun trommeln Sie genauso mit der linken Hand die rechte Brusthälfte und die rechte Rückenhälfte hinunter. Zum Schluss klopfen Sie kräftig auf das Brustbein in der Mitte.

„Uuu" singen: Atmen Sie tief in den Bauch ein und singen Sie beim Ausatmen „uuuu", bis alle Luft aus Ihren Lungen verbraucht ist. Machen Sie diese Übung 10-mal.

Entspannungsübung

Legen Sie sich bequem hin und schließen Sie die Augen. Stellen Sie sich vor, dass Sie auf einem Pferd sitzen, das Hindernisse überspringt. Spüren Sie mit Ihrem ganzen Körper das Auf und Ab seiner Bewegungen. Lassen Sie es vier Sprünge machen, während Sie einatmen und vier Sprünge, während Sie ausatmen. Setzen Sie diese Übung fort so lange Sie mögen.

Kummer

Kummer bzw. Traurigkeit ist eine tief greifende und oft länger dauernde Gemütsverfassung, die den ganzen Menschen beeinflusst.

Atemübungen

Machen Sie zunächst die Grundübungen zur Vollatmung im Stehen, Sitzen oder Liegen (siehe Seite 24 f.).

Tiefenatmung mit Hilfen: Strecken Sie im Liegen Arme und Beine aus. Atmen Sie langsam durch die Nase ein und wölben Sie dabei den Bauch, sodass er sich ganz mit Luft füllen kann. Ziehen Sie beim Ausatmen den Bauch ein und pressen Sie die Luft ganz hinaus, indem Sie die Hand auf den Magen legen und dann das Zwerchfell hochdrücken, bis Ihre Hand an das untere Ende des Brustbeins stößt. Wiederholen Sie diese Übung 9-mal.

Dauerlauf: Machen Sie einen Dauerlauf und atmen Sie rhythmisch dabei. Die körperliche Anstrengung setzt nach einer Weile Endorphine frei, das sind Hormone, die ein körperliches Wohlgefühl hervorrufen. Dadurch bessert sich auch Ihr seelisches Befinden.

Entspannungsübung

Sie liegen flach auf dem Rücken und spüren in Ihren Brustkorb hinein. Er liegt wie eine Schale auf der Unterlage. Stellen Sie sich vor, dass diese Schale mit Samen gefüllt ist, die viele kleine Würzelchen hinunter in die Erde schicken. Die Wurzeln wachsen immer weiter und verbinden Ihren Brustkorb fest mit der Erde. Dabei entsteht Wärme. Bleiben Sie liegen, bis Sie das Gefühl haben, ganz von der Erde getragen zu werden.

Lampenfieber

Wenn wir eine besondere Leistung erbringen sollen, verspannen wir uns im Vorfeld meistens und atmen nervös und flach. Tiefes Atmen hilft uns, die Spannung loszulassen.

Atemübungen

Machen Sie zunächst die Grundübungen zur Vollatmung im Gehen (siehe Seite 26). Gehen Sie dabei bewusst langsam hin und her und finden Sie einen Rhythmus für Ihr Atmen und Ihr Gehen.

Die Arme hochschwingen: Atmen Sie im normalen Tempo und schwingen Sie beim Einatmen die Hände seitlich hoch – bis in Kopfhöhe. Seufzen Sie beim Ausatmen, senken Sie die Hände langsam und lassen Sie Ihre Unruhe und Aufgeregtheit in die Erde ablaufen. Machen Sie diese Übung 10-mal.

Die Hände heben und senken: Verschränken Sie im Stehen die Hände waagerecht vor dem Unterbauch mit den Handflächen nach oben. Atmen Sie ein und heben Sie die verschränkten Hände dabei langsam nach oben bis unter das Kinn. Drehen Sie sie mit den Handflächen nach unten und senken Sie sie langsam wieder. Atmen Sie dabei mit gespitzten Lippen aus, indem Sie ein stimmloses „f" von sich geben. Machen Sie diese Übung 10-mal (siehe Abbildung unter „Müdigkeit", Seite 37).

Entspannungsübung

Wo sitzt das Zentrum der Unruhe in Ihrem Körper? Legen Sie Ihre linke Hand locker auf diese Stelle. Legen Sie Ihre rechte Hand auf Ihr Steißbein. Nach einer Weile spüren Sie, wie Ihr Körper sich entspannt.

Mutlosigkeit

Bei Mutlosigkeit verflacht die Atmung. Das Gegenmittel ist bewusste Vertiefung der Atmung; dadurch nehmen wir mehr Sauerstoff auf und werden aktiver und tatkräftiger.

Atemübungen

Machen Sie zunächst die Grundübungen zur Vollatmung im Stehen, Sitzen oder Liegen (siehe Seite 24 f.).

Boxen: Stellen Sie sich breitbeinig hin und halten Sie die geballten Fäuste in Taillenhöhe an den Körper. Nun atmen Sie schnaubend aus (wie ein Pferd) und stoßen dabei die linke Faust nach vorn. Atmen Sie langsam ein und ziehen Sie dabei die Faust wieder zurück. Machen Sie die gleiche Übung mit der rechten Faust (siehe Abbildung unter „Wut", Seite 96).

Trommeln: Klopfen Sie mit der rechten gewölbten Hand auf Ihre linke Brusthälfte. Beginnen Sie oben am Schlüsselbein und klopfen Sie dann langsam weiter nach unten bis zur untersten Rippe. Versuchen Sie auch, so weit wie möglich Ihren Rücken zu beklopfen, indem Sie mit der Hand von oben über die Schulter reichen und von unten unter der Achsel hindurch. Nun trommeln Sie genauso mit der linken Hand die rechte Brusthälfte und die rechte Rückenhälfte hinunter.

Entspannungsübung

Spielen Sie Verkehrspolizist: Strecken Sie im Stehen die Arme nach beiden Seiten aus. Drehen Sie nun den Oberkörper mit den gestreckten Armen nach links und atmen Sie ein. Drehen Sie beim Ausatmen den Oberkörper wieder nach vorn. Machen Sie dieselbe Übung zur rechten Seite hin.

Schock

Ein Schock besteht im plötzlichen Aussetzen bestimmter Körpertätigkeiten und kann z.B. durch Vergiftung, einen Unfall oder eine seelische Erschütterung ausgelöst werden. Krampfzustände oder Bewusstlosigkeit können die Folge sein. Rufen Sie in jedem Fall den Notarzt. Schockfolgen treten manchmal auch erst nach Stunden oder am nächsten Tag auf.

Atemübungen

Machen Sie zunächst die Grundübungen zur Vollatmung im Sitzen oder Liegen (siehe Seite 27 f.). Das bringt die Atmung wieder in Fluss. Oft „stockt einem der Atem" ja bei einem plötzlichen Schreck.
Zischen: Atmen Sie durch den Mund zischend ein und mit gespitzten Lippen auf „ffff" wieder aus. Wiederholen Sie diese Übung 9-mal.
Für den anderen atmen: Wenn jemand in Ihrer Umgebung einen Schock erlitten hat und nicht ganz bei sich ist, können Sie seinen Zustand durch Ihr Atmen stabilisieren: Atmen Sie hörbar tief und gleichmäßig ein und aus; dieser Atemrhythmus überträgt sich nach einer Weile auf den Patienten und lässt ihn ruhiger werden.

Entspannungsübung

Suchen Sie auf der Fußsohle die Rinne zwischen dem Muskelberg unter dem großen Zeh und dem Muskelberg unter den übrigen Zehen. Drücken Sie mit dem Zeigefinger auf den Punkt in der Mitte dieser Rille, an jedem Fuß zwei Minuten lang.

Schuldgefühle

Schuldgefühle und schlechtes Gewissen sind immer von inneren Blockierungen begleitet. Die Vollatmung lockert diese Blockierungen und hilft so den Menschen, die Schuldgefühle aufzuarbeiten.

Atemübungen

Machen Sie zunächst die Grundübungen zur Vollatmung im Stehen, Sitzen oder Liegen (siehe Seite 24 f.).

Das Bad im Meer: Legen Sie sich auf den Rücken und stellen Sie sich vor, dass Sie am Rand des Meeres im flachen Wasser liegen. Falls Sie eine Schallplatte oder Tonkassette mit Meeresrauschen besitzen, schalten Sie diese ein. Atmen Sie langsam ein und stellen Sie sich dabei vor, wie eine Welle auf Sie zurollt. Sie rollt sanft über Sie hinweg und wäscht alle unangenehmen Gefühle ab. Hören Sie das Rauschen der Welle. Stellen Sie sich während des Ausatmens vor, wie das Wasser immer weiter zurückweicht und Ihre schlechten Gefühle mit sich fortnimmt. Wiederholen Sie diese Vorstellungen während der folgenden Atemzüge, bis Sie völlig entspannt im Rhythmus der Wellen mitschwingen. Machen Sie diese Übung täglich.

Entspannungsübung

Legen Sie sich bequem hin und schließen Sie die Augen. Spüren Sie in Ihren Körper hinein: Wo sitzen die Schuldgefühle? Legen Sie Ihre linke Hand locker auf diese Stelle und Ihre rechte Hand auf Ihr Kreuzbein (die zusammenhängende Knochenplatte in Ihrer unteren Wirbelsäule). Bleiben Sie so liegen, bis die Schuldgefühle abflauen.

Schwermut

Schwermut und Melancholie sind fast immer mit flachem Atmen verbunden. Das Gegenmittel ist Tiefenatmung; sie belebt den Kreislauf und die Psyche und macht den Menschen aktiv und tatkräftig.

Atemübungen

Machen Sie zunächst die Grundübungen zur Vollatmung im Sitzen oder Liegen (siehe Seite 27 f.).

Trommeln: Klopfen Sie mit der rechten gewölbten Hand auf Ihre linke Brusthälfte. Beginnen Sie oben am Schlüsselbein und klopfen Sie dann langsam weiter nach unten bis zur untersten Rippe. Beklopfen Sie auch so weit wie möglich Ihren Rücken, indem Sie mit der Hand von oben über die Schulter reichen und von unten unter der Achsel hindurch. Nun trommeln Sie genauso mit der linken Hand die rechte Brusthälfte und die rechte Rückenhälfte hinunter. Zum Schluss klopfen Sie kräftig auf das Brustbein in der Mitte.

Summ-Atem: Schwingen Sie im Stehen oder Sitzen beim Einatmen die Hände seitlich hoch – bis in Kopfhöhe. Summen Sie beim Ausatmen ein langes „mmm" und lassen Sie die Hände wieder sinken.

Entspannungsübung

Atmen Sie tief in den Bauch ein und singen Sie beim Ausatmen „aaaaaaaaaaaa", bis alle Luft aus Ihren Lungen verbraucht ist. Machen Sie diese Übung öfter am Tag je 10-mal.

Teilnahmslosigkeit

Bei Teilnahmslosigkeit und Apathie nimmt das Gehirn seine Steuerungsfunktionen nicht wahr – dem Menschen ist dann alles gleich. Tiefes Atmen bringt mehr Sauerstoff ins Gehirn und es funktioniert wieder zuverlässiger.

Atemübungen

Machen Sie zunächst die Grundübungen zur Vollatmung im Stehen, Sitzen oder Liegen (siehe Seite 24 f.).

Luft pumpen: Setzen Sie sich aufrecht hin und verschränken Sie die Hände vor der Brust. Atmen Sie ein und bewegen Sie dabei die Ellenbogen auf und ab wie ein Maikäfer, der mit den Flügeln Luft pumpt, bevor er losfliegt. Atmen Sie aus und entspannen Sie dabei Schultern und Arme. Wiederholen Sie diese Übung 9-mal.

Die Fersen heben: Stellen Sie sich aufrecht hin, atmen Sie ein und heben Sie die Fersen vom Boden ab, sodass Sie auf den Zehenspitzen stehen. Strecken Sie sich und recken Sie den Kopf nach oben. Atmen Sie aus und kehren Sie in die Ausgangsstellung zurück. Machen Sie diese Übung 10-mal.

Entspannungsübung

Setzen Sie sich entspannt hin und legen Sie Ihre linke Hand locker auf Ihr Brustbein und die rechte in Taillenhöhe auf Ihren Rücken. Spüren Sie, wie Sie sich allmählich entspannen.

Trennungsschmerz

Durch die Trennung von einem geliebten Menschen kann die Gesundheit stark beeinträchtigt werden. Die Tiefenatmung führt zu innerer Stabilität, sodass der Mensch den Schmerz besser ertragen kann.

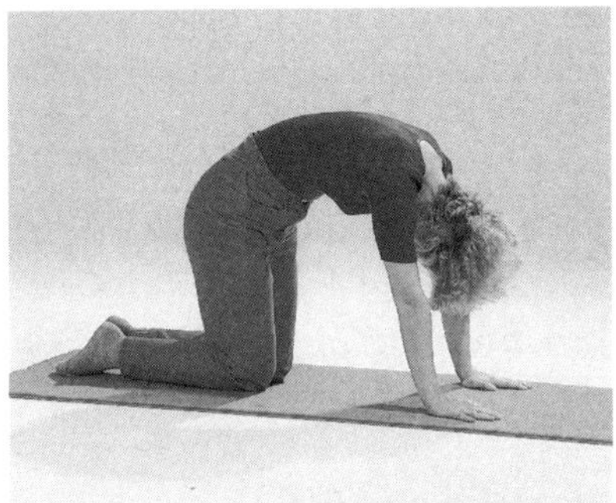

Atemübungen

Machen Sie zunächst die Grundübungen zur Vollatmung im Stehen, Sitzen oder Liegen (siehe ab Seite 24 f.).

Einen Buckel machen: Knien Sie sich auf „alle Viere" nieder. Atmen Sie ein und wölben Sie dabei den

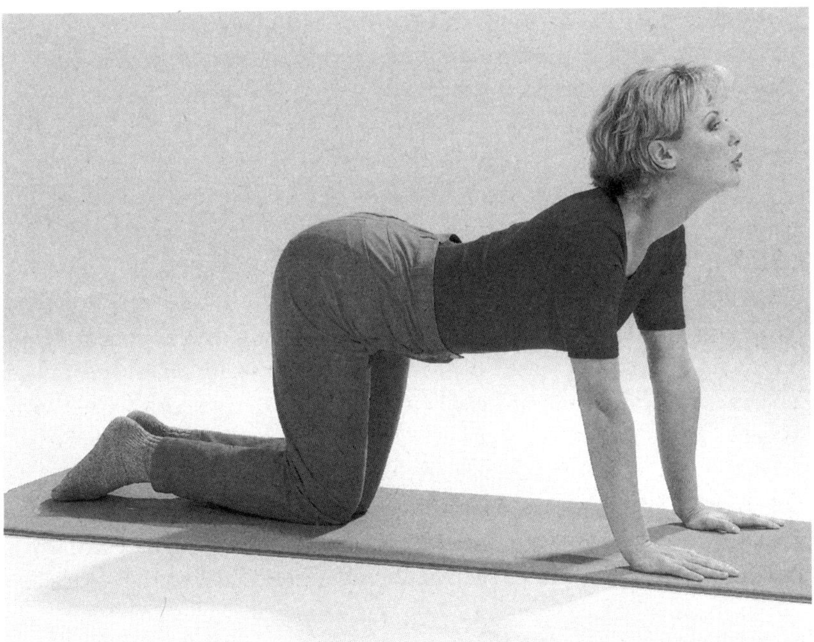

Rücken nach oben wie eine Katze, die einen Buckel macht, und senken Sie den Kopf. Atmen Sie aus, senken Sie dabei den Rücken nach unten und biegen Sie den Kopf nach hinten (siehe Abbildungen Seite 93). Wiederholen Sie diese Übung 9-mal.

Die Fersen heben: Stellen Sie sich aufrecht hin, atmen Sie ein und heben Sie dabei die Fersen hoch, sodass Sie auf den Zehen stehen. Recken Sie den Kopf nach oben. Atmen Sie aus und senken Sie dabei die Fersen wieder. Machen Sie diese Übung 10-mal.

Entspannungsübung

Suchen Sie auf Ihrem Brustbein den Punkt, der genau zwischen Ihren beiden Brustwarzen sitzt. Drücken Sie mit dem Zeigefinger zwei Minuten lang auf diesen Punkt.

Verbitterung

Verbitterung ist das Gefühl, im Leben zu kurz gekommen zu sein. Die Vollatmung kann den Menschen so stabilisieren und aktivieren, dass er bereit ist, einen neuen Anfang zu machen.

Atemübungen

Machen Sie zunächst die Grundübungen zur Vollatmung im Stehen, Sitzen oder Liegen (siehe Seite 24 f.).

Kopfball: Stellen Sie sich aufrecht mit gegrätschten Beinen hin und gehen Sie leicht in die Knie. Atmen Sie ein und beugen Sie dabei den Oberkörper etwas vor, strecken Sie das rechte Bein, indem Sie den Körper nach links bewegen, und machen Sie eine ruckhafte Kopfbewegung nach links oben, als wenn Sie einen Ball mit dem Kopf wegstoßen. Gehen Sie beim Ausatmen in die Ausgangsstellung zurück. Atmen Sie wieder ein, beugen Sie den Oberkörper vor und strecken Sie nun das linke Bein, indem Sie den Körper nach rechts bewegen. Machen Sie eine Kopfbewegung nach rechts oben, als wenn Sie wieder den Ball wegstoßen. Gehen Sie wieder in die Ausgangsstellung zurück (siehe Abbildung unter „Bestürzung“, Seite 83).

„Aaa" singen: Atmen Sie tief ein und singen Sie laut „aaaa", bis alle Luft aus Ihrer Lunge verbraucht ist.

Entspannungsübung

Legen Sie sich bequem auf den Rücken und lassen Sie sich das Energiefeld Ihrer Selbstbestimmtheit kommen. Spüren Sie es um sich, nehmen Sie die Energien in sich auf und machen Sie sie sich zu Eigen. Sie können bestimmen, dass Sie keine Bitterkeit mehr verspüren wollen.

Verminderte Auffassungsfähigkeit

Wenn jemand langsam auffasst, sprechen wir auch von „Lernschwäche" oder wir sagen, er hat eine „lange Leitung". Die Schaltstellen im Gehirn funktionieren schneller, wenn wir ihnen durch tiefes Atmen mehr Sauerstoff zuführen.

Atemübungen

Machen Sie zunächst die Grundübungen zur Vollatmung im Stehen, Sitzen oder Liegen (siehe Seite 24 f.).

Nasen-Wechselatmung: Verschließen Sie mit dem rechten Zeigefinger sanft das linke Nasenloch (nicht drücken!). Atmen Sie zum rechten Nasenloch ein. Dann verschließen Sie mit dem rechten Daumen das rechte Nasenloch, öffnen dabei gleichzeitig das linke wieder und atmen links aus. Dann atmen Sie links wieder ein. Danach erfolgt wieder der Wechsel: linkes Nasenloch verschließen, ausatmen, einatmen. Wechseln Sie jedes Mal nach dem Einatmen das Nasenloch. Atmen Sie dabei tief und gleichmäßig weiter. Entspannen Sie Ihre Kiefer, Ihren Gaumen, Nase, Kinn, Mund, Augen und Halsmuskeln (siehe Abbildung unter „Asthma", Seite 41/42).

Entspannungsübung

Suchen Sie den Punkt über Ihrer Nasenwurzel in der Mitte zwischen den Augenbrauen. Drücken Sie ihn mit dem Zeigefinger mittelstark etwa zwei Minuten lang mehrmals täglich.

Wut

Wut und Zorn sind mächtige Energielieferanten. Nutzen Sie diesen Energieschub konstruktiv, um ein Vorhaben voranzutreiben. Dazu müssen Sie allerdings Ihren Atem regulieren.

Atemübungen

Machen Sie zunächst die Grundübungen zur Vollatmung im Stehen, Sitzen oder Liegen (siehe Seite 24 f.).

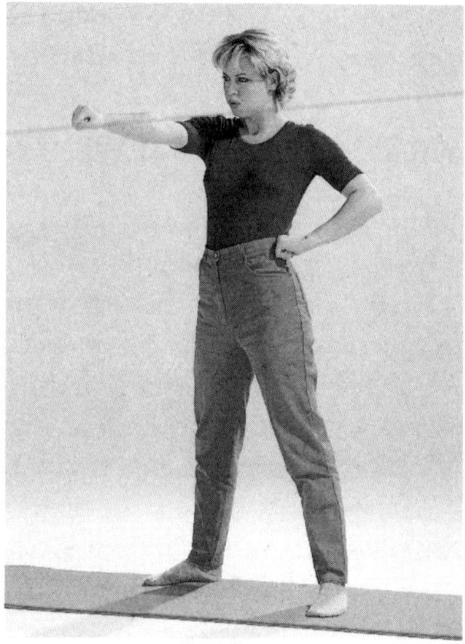

Boxen: Stellen Sie sich breitbeinig hin und halten Sie die geballten Fäuste in Taillenhöhe an den Körper. Nun atmen Sie schnaubend aus (wie ein Pferd) und stoßen Sie dabei die rechte Faust nach vorn (siehe rechts). Atmen Sie langsam ein und ziehen Sie dabei die Faust wieder zurück an den Körper. Machen Sie die gleiche Übung mit der linken Faust. Wiederholen Sie beides 9-mal.

Löwengebrüll: Stellen Sie sich aufrecht mit gespreizten Beinen hin und brüllen Sie beim Ausatmen wie ein Löwe, indem Sie den Mund weit öffnen, die Zähne zeigen und laut „haaaaa!" schreien. Legen Sie Ihre ganze Kraft in diesen Schrei. Machen Sie die Übung 10-mal.

Entspannungsübung

Gehen Sie in die Hocke und springen Sie dann hoch in die Luft. Treten Sie in die Luft und geben Sie Ihrer Wut körperlich Ausdruck. Schreien Sie dabei laut hinaus, worauf Sie wütend sind; immer wieder und so lange, bis sich Entspannung einstellt.

Zwanghaftes Handeln

Zwangshandlungen werden durch Zwangsvorstellungen verursacht. Eine stärkere Durchblutung aller Gehirnteile durch Tiefenatmung kann dazu beitragen, dass solche starren Muster durchbrochen werden.

Atemübungen

Machen Sie zunächst die Grundübungen zur Vollatmung im Stehen, Sitzen oder Liegen (siehe Seite 24 f.).

Fußball: Stellen Sie sich aufrecht hin und schwingen Sie beim Ausatmen das rechte Bein nach vorn, als wenn Sie einen Ball wegtreten wollten. Atmen Sie ein und wiederholen Sie das Gleiche mit dem linken Bein. Wenn Sie nicht gut auf einem Bein stehen können, halten Sie sich dabei mit einer Hand am Tisch oder an der Wand fest. Machen Sie diese Übung 10-mal.

Rhythmisches Bewegen im Liegen: Legen Sie sich auf den Rücken und ziehen Sie die Füße etwas an, sodass die Knie hochstehen. Entspannen Sie sich. Atmen Sie gleichmäßig ein und aus und drehen Sie den Kopf erst nach links, dann nach rechts, wieder nach links, usw. Wenn Sie Ihren Rhythmus gefunden haben, lassen Sie auch die Schultern in der Bewegung mitgehen, den Oberkörper, die Hüften und die Beine, bis Ihr ganzer Körper hin und her rollt.

Entspannungsübung

Suchen Sie auf der Oberkante der Schulter das äußerste Ende des dort spürbaren Knochens. Tasten Sie von dort aus fünf Fingerbreiten in Richtung Hals. Massieren Sie den so gefundenen Punkt etwa zwei Minuten lang.

Nervöse Verstimmungen

Energiemangel

Um Nahrung in Energie zu verwandeln, benötigt der Körper Sauerstoff, den wir ihm mit dem Atem zuführen. Je mehr Nährstoffe wir verbrennen, umso mehr Energie entsteht.

Atemübungen

Machen Sie zunächst die Grundübungen zur Vollatmung im Stehen, Sitzen oder Liegen (siehe Seite 24 f.).

Den Kopf drücken: Legen Sie die Hände flach an die Seiten des Kopfes. Atmen Sie ein und pressen Sie dabei den Kopf mittelkräftig von beiden Seiten. Halten Sie den Atem an und drücken Sie noch etwas mehr. Nehmen Sie beim Ausatmen den Druck weg.

Luft pumpen: Verschränken Sie die Hände vor der Brust. Atmen Sie ein und bewegen Sie dabei die Ellenbogen auf und ab wie ein Maikäfer, der mit den Flügeln Luft pumpt, bevor er losfliegt. Entspannen Sie beim Ausatmen Schultern und Arme.

Entspannungsübung

Legen Sie im Sitzen den linken Unterschenkel waagerecht über das rechte Knie. Legen Sie die rechte Hand mit dem Handteller unter die Mitte der linken Fußsohle und die linke Hand auf die rechte Schulter zwischen Schultergelenk und Hals. Dabei bleiben die Hände und Arme locker (siehe dazu auch den Text und die Abbildung unter „Altersbeschwerden“, Seite 75).

Ideenmangel

Manchmal fällt einem nichts ein, man kommt sich vor wie „vernagelt“. Sicher hat jeder schon die Erfahrung gemacht, dass bei einem Spaziergang in frischer Luft dann plötzlich die Ideen fließen, weil das Gehirn mehr Sauerstoff bekommt.

Atemübungen

Machen Sie zunächst die Grundübungen zur Vollatmung im Stehen, Sitzen oder Liegen (siehe Seite 24 f.).

Die Bauchpumpe: Setzen Sie sich aufrecht ans offene Fenster oder in die frische Luft im Freien. Atmen Sie schnell durch die Nase ein und aus, etwa einmal pro Sekunde. Ziehen Sie bei jedem Ausatmen den Bauch ein und lassen Sie ihn beim Einatmen wieder nach vorn schnellen. Machen Sie nach einer Minute eine Pause und wiederholen Sie dann die Übung.

„Iiii" singen: Atmen Sie tief in den Bauch ein und singen Sie beim Ausatmen „iiiiiiii", bis alle Luft aus Ihren Lungen verbraucht ist. Machen Sie diese Übung mehrmals am Tag.

Nasen-Wechselatmung: Machen Sie diese Übung, wie sie unter „Asthma" (siehe Seite 41/42) beschrieben ist.

Entspannungsübung

Legen Sie sich bequem hin und schließen Sie die Augen. Stellen Sie sich vor, dass Sie neben einer warmen Quelle sitzen, die in allen Farben der Phantasie sprüht und sprudelt. Atmen Sie mit jedem Atemzug diese bunte Vielfalt ein und geben Sie beim Ausatmen jedes Mal Ihre gedankliche Unbeweglichkeit in das Wasser, das diese Eigenschaft hinwegschwemmt. Spüren Sie mit Ihrem ganzen Körper, wie Sie erfrischt und angeregt werden und neue Ideen bekommen.

Konzentrationsschwäche

Wenn Konzentrationsschwäche zusammen mit ständiger Müdigkeit oder Schwindelanfällen einhergeht, suchen Sie bitte in jedem Falle den Arzt auf.

Atemübungen

Machen Sie zunächst die Grundübungen zur Vollatmung im Stehen, im Sitzen oder Liegen (siehe Seite 24 f.).

Nasen-Wechselatmung: Beginnen Sie mit der Vollatmung. Nach etwa zwei Minuten verschließen Sie mit dem rechten Zeigefinger sanft das linke Nasenloch (nicht drücken!). Atmen Sie zum rechten Nasenloch ein. Dann verschließen Sie mit dem rechten Daumen das rechte Nasenloch, öffnen dabei gleichzeitig das linke wieder und atmen links aus. Dann atmen Sie links wieder ein. Danach erfolgt wieder der Wechsel: linkes Nasenloch verschließen, rechts ausatmen und einatmen. Wechseln Sie jedes Mal nach dem Einatmen. Atmen Sie dabei tief und gleichmäßig weiter. Entspannen Sie Ihre Kiefer, Ihren Gaumen, Nase, Kinn, Mund, Augen und Halsmuskeln (siehe Abbildung unter „Asthma“, Seite 41/42).

Entspannungsübung

Legen Sie Ihre linke Hand oben auf die Schädeldecke und die rechte Hand in den Nacken auf den untersten Halswirbel. Bleiben Sie entspannt so sitzen und atmen Sie weiter tief und gleichmäßig. Halten Sie während der ganzen Übung die Hände und Arme locker. Nach einer Weile werden Sie spüren, dass Kopf und Hals sich entspannen und dass Sie klarer und gesammelter denken können. Ihre Hände sinken dann von selbst herunter.

Nervöse Erschöpfung

Unsere Nerventätigkeit wird vom Gehirn gesteuert. Wenn die Nerven erschöpft sind, müssen wir auch dem Gehirn mehr Sauerstoff zuführen, um sie zu beleben.

Atemübungen

Machen Sie zunächst die Grundübungen zur Vollatmung im Stehen, Sitzen oder Liegen (siehe auch Seite 24 f.).

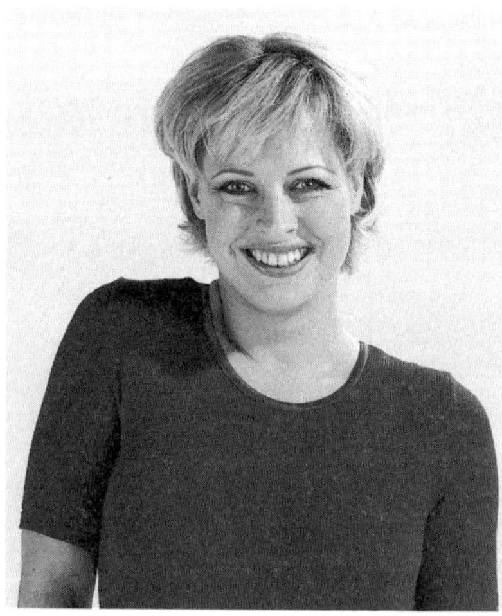

Die Schultern heben: Atmen Sie ein und heben Sie dabei die rechte Schulter bis an Ihr Ohr. Atmen Sie aus und lassen Sie dabei die Schulter wieder sinken. Führen Sie dieselbe Bewegung mit der linken Schulter aus, dann mit beiden Schultern gleichzeitig. Machen Sie diese Übung 10-mal.

Den Atem schlucken: Stellen Sie sich mit leicht gespreizten Beinen hin und beugen Sie den Oberkörper ein wenig nach vorn. Die Arme sind schräg nach vorne gestreckt, die Hände zu Fäusten geballt. Atmen Sie ein und halten Sie den Atem an. Richten Sie langsam den Oberkörper auf und heben Sie die Arme nach oben über den Kopf. Nun schlucken Sie den Atem herunter in Ihren Bauch. Stoßen Sie durch den Mund den Atem hinaus und spreizen Sie dabei die Finger auseinander. Machen Sie diese Übung mehrmals am Tag 10-mal.

Entspannungsübung

Atmen Sie tief in den Bauch ein und singen Sie beim Ausatmen „kooooo", bis keine Luft mehr in Ihren Lungen ist. Wiederholen Sie das 9-mal.

Nervosität

Suchen Sie zunächst nach möglichen äußeren Ursachen Ihrer Nervosität, die Sie eventuell beseitigen können, wie z. B. Lärmbelastung, Elektrosmog, Termindruck und Ähnliches. Lesen Sie auch unter „Stress" nach.

Atemübungen

Machen Sie zunächst die Grundübungen zur Vollatmung im Stehen, Sitzen oder Liegen (siehe Seite 24 f.).
Vorbeugen im Sitzen: Setzen Sie sich mit gestreckten Beinen auf den Teppich oder auf eine Decke. Beugen Sie den Oberkörper mit den gestreckten Armen so weit vor, wie es Ihnen ohne Verspannung möglich ist (siehe Abbildung Seite 102). Atmen Sie dabei ein und spüren Sie, wie der Atem das hintere Becken, die Lenden und den Nierenraum weitet. Bewegen Sie beim Ausatmen den Oberkörper langsam wieder in die aufrechte Haltung zurück. Machen Sie diese Übung täglich 10-mal.

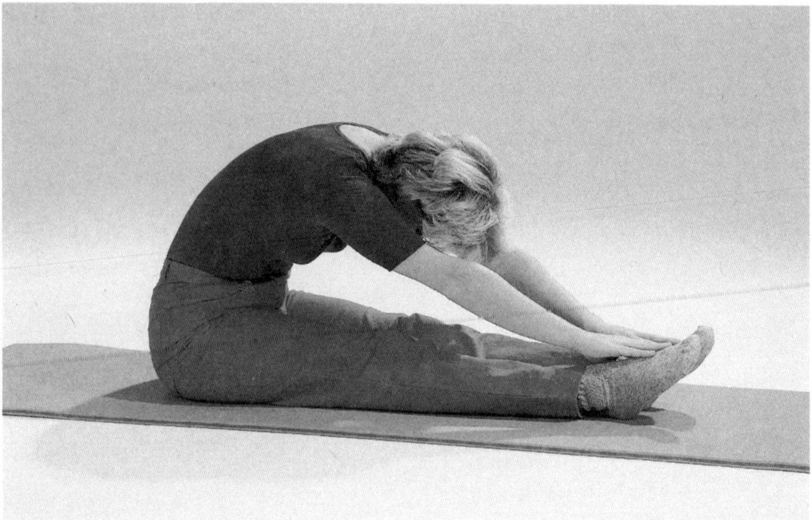

Entspannungsübung

Legen Sie sich flach auf den Rücken und stellen Sie sich vor, dass Sie am Meeresstrand liegen. Falls Sie eine Schallplatte oder Tonkassette mit Meeresrauschen besitzen, schalten Sie diese ein. Hören Sie das an- und abschwellende Rauschen der Wellen beim Herannahen und Zurückweichen, bis Sie völlig im friedlichen Rhythmus der Wellen mitschwingen.

Stottern

Stottern beruht auf einer Funktionsstörung der motorischen Nerven. Tiefes Atmen beruhigt und gleicht aus, sodass der Betreffende gelassener und besser spricht.

Atemübungen

Machen Sie zunächst die Grundübungen zur Vollatmung im Stehen, Sitzen oder Liegen (siehe Seite 24 f.).

Klangwellen: Setzen Sie sich aufrecht auf einen Stuhl und lehnen Sie sich mit dem Rücken an. Atmen Sie aus und summen Sie dabei einen tiefen Ton auf „Omm“. Lauschen Sie dem Klang nach und stellen Sie sich vor, wie die Tonschwingungen sich immer weiter entfernen über Kontinente und Meere. Dabei werden Sie ganz ruhig. Atmen Sie erst ein, wenn der Körper den Impuls dazu gibt. Wiederholen Sie das 10 Minuten lang jeden Tag.

Rhythmisches Bewegen im Liegen: Legen Sie sich auf den Rücken und ziehen Sie die Füße etwas an, sodass die Knie hochstehen. Atmen Sie gleichmäßig ein und aus und drehen Sie den Kopf erst nach links, dann nach rechts, wieder links, usw. Wenn Sie den Rhythmus gefunden haben, lassen Sie auch die Schultern mitgehen, den Oberkörper, die Hüften und die Beine, bis Ihr ganzer Körper hin und her rollt. Tun Sie das, solange Sie mögen.

Entspannungsübung

Schließen Sie die Augen und stellen Sie sich vor, dass Sie über Felder und Wiesen schweben. Bei jedem Einatmen gleiten Sie hoch über einen Zaun, bei jedem Ausatmen berühren Sie mit den Füßen sanft die Erde.

Stress

Ständige nervliche und körperliche Anspannung macht den Menschen krank. Denken Sie über die Ursachen Ihrer Stressbelastung nach – was spielt dabei eine Rolle? Termindruck? Andere Menschen? Der eigene Perfektionismus? Schaffen Sie sich mehr Freiraum.

Atemübungen

Machen Sie zunächst die Grundübungen zur Vollatmung im Stehen, Sitzen oder Liegen (siehe Seite 24 f.).

Schnüffeln: Stellen oder setzen Sie sich aufrecht hin. Atmen Sie tief ein, aber nicht in nur einem Atemzug wie gewohnt, sondern in vielen kurzen Zügen, als wenn Sie etwas erschnüffeln wollten. Atmen Sie mit einem langen Seufzer durch die Nase aus. Machen Sie diese Übung 10-mal.

Stöhnen: Setzen Sie sich entspannt hin und lassen Sie Kopf und Oberkörper nach vorn sinken. Atmen Sie ein. Stöhnen Sie jedes Mal beim Ausatmen aus tiefstem Herzensgrunde. Wiederholen Sie diese Übung 9-mal.

Entspannungsübung

Ihr Stress verringert sich, sobald Sie Ihren Atem bewusst unter Kontrolle bringen, indem Sie langsamer und tiefer und in den Bauch atmen. Gehen Sie dabei möglichst an die frische Luft, laufen Sie ein Stück oder fahren Sie Rad. Oder schwimmen Sie einige Runden und lassen Sie sich dann entspannt im Wasser treiben.

Unruhe

Wenn Sie tief in den Bauch atmen, merken Sie, dass Sie bald ruhiger werden. Ihre Aufgeregtheit legt sich und Ihr Tempo wird langsamer.

Atemübungen

Machen Sie zunächst die Grundübungen zur Vollatmung im Stehen, Sitzen oder Liegen (siehe Seite 24 f.).

Hineinatmen: Setzen oder stellen Sie sich aufrecht hin und spüren Sie in Ihren Körper hinein: Wo genau sitzt die Unruhe? Atmen Sie in diese Stelle hinein und lassen Sie beim Ausatmen das Unruhegefühl mit abfließen. Machen Sie diese Übung immer dann, wenn Sie unruhig werden.

Kopfwenden: Stellen Sie sich aufrecht hin und lassen Sie die Arme locker hängen. Drehen Sie beim Einatmen langsam den Kopf so weit wie möglich nach links hinten. Drehen Sie ihn beim Ausatmen wieder zurück. Beim nächsten Einatmen drehen Sie den Kopf nach rechts hinten und beim Ausatmen wieder nach vorn. Machen Sie diese Übung über einen längeren Zeitraum hinweg dreimal täglich 10-mal (siehe Abbildung unter „Rheumatismus", Seite 70).

Nasen-Wechselatmung: Machen Sie diese Übung, wie sie unter „Asthma" (siehe Seite 41/42) beschrieben ist.

Entspannungsübung

Suchen Sie die Punkte, wo Ihre Schlüsselbeine links und rechts an das Brustbein stoßen. In der Mulde darunter liegt ein Akupressurpunkt. Drücken Sie auf beiden Seiten gleichzeitig mit dem Zeigefinger etwa eine Minute lang auf diesen Punkt (siehe auch Abbildung unter „Bronchitis", Seite 43).

Unsicherheit

Manchen Menschen fehlt das Vertrauen zu sich selbst und zu ihrer Umgebung. Tiefes Atmen verleiht ihnen mehr innere Stabilität.

Atemübungen

Machen Sie zunächst die Grundübungen zur Vollatmung im Stehen, Sitzen oder Liegen (siehe Seite 24 f.).

Hände im Kreis nach hinten führen: Stellen Sie sich aufrecht hin und halten Sie die Hände waagerecht in Höhe des Magens vor sich. Atmen Sie ein und führen Sie die Arme locker in einem waagerechten Kreis zur Seite und weiter nach hinten. Beim Ausatmen führen Sie sie wieder zurück. Machen Sie diese Übung 10-mal.

Entspannungsübung

Stehen Sie locker und aufrecht. Stellen Sie sich vor, dass aus Ihren Füßen Wurzeln in die Erde wachsen, immer tiefer, bis zum Erdkern. Tief in der Erde befinden sich Metalladern, um die sich die Wurzeln herumwickeln. Lassen Sie bei jedem Einatmen Kraft aus den Tiefen der Erde durch die Wurzeln in Ihren Körper fließen. Lassen Sie bei jedem Ausatmen Ihre Unsicherheitsgefühle in die Erde abfließen. Fühlen Sie, wie Sie in der Erde verankert sind.

Spüren Sie in Ihren Körper hinein: Wo sitzt das Gefühl der Unsicherheit? Legen Sie Ihre linke Hand ganz locker auf diese Stelle und die rechte auf Ihr Steißbein. Nehmen Sie die Hände weg, wenn Sie die Entspannung spüren.

Vergesslichkeit

Je nach Gesundheitszustand und Ermüdungsgrad hat jeder Mensch gelegentlich Schwierigkeiten, Informationen im Gedächtnis zu speichern oder aus dem Gedächtnis abzurufen. Sollte starke Vergesslichkeit jedoch chronisch werden, suchen Sie bitte einen Arzt auf.

Atemübungen

Machen Sie zunächst die Grundübungen zur Vollatmung im Stehen, Sitzen oder Liegen (siehe Seite 24 f.).

Kopfwenden: Stellen Sie sich aufrecht hin und lassen Sie die Arme locker hängen. Drehen Sie beim Einatmen langsam den Kopf so weit wie möglich nach links hinten. Drehen Sie ihn beim Ausatmen wieder zurück. Beim nächsten Einatmen drehen Sie den Kopf nach rechts hinten und beim Ausatmen wieder nach vorn. Machen Sie diese Übung über einen längeren Zeitraum hinweg dreimal täglich 10-mal.

Nasenwechselatmung: Machen Sie diese Übung, wie sie unter „Asthma" (siehe Seite 41/42) beschrieben ist.

Entspannungsübung

Setzen Sie sich hin und lassen Sie den Kopf locker nach vorn hängen. Lassen Sie ihn auf und ab pendeln und auch hin und her und machen Sie ihn beweglich. Achten Sie darauf, dass auch Hals und Nacken locker sind.

Versagensängste

Manche Menschen befürchten, dass sie nicht „ihren Mann stehen" oder sich nicht durchsetzen können. Tiefes Atmen macht mutig und tatkräftig.

Atemübungen

Machen Sie zunächst die Grundübungen zur Vollatmung im Stehen, Sitzen oder Liegen (siehe Seite 24 f.).

Die Ellenbogen gebrauchen: Überkreuzen Sie Ihre Arme vor der Brust, sodass die Ellenbogen waagerecht nach vorn zeigen. Dadurch wird der Rücken gedehnt. Atmen Sie tief in den Rücken hin ein. Rufen Sie nun ausatmend „weg!" und stoßen Sie gleichzeitig die Ellenbogen und Hände nach hinten, als wenn Sie sich von etwas befreien wollten. Machen Sie diese Übung mehrmals täglich 10-mal (siehe Abbildung unter „Emotionale Konflikte", Seite 84).

Die Arme hochschwingen: Atmen Sie normal und schwingen Sie beim Einatmen die Hände seitlich hoch bis in Kopfhöhe. Seufzen Sie beim Ausatmen, senken Sie die Hände langsam und lassen Sie Ihre Unruhe und Aufgeregtheit in die Erde ablaufen. Machen Sie diese Übung 10-mal.

Entspannungsübung

Messen Sie von der Unterkante der Kniescheibe vier Fingerbreiten nach unten und dann noch eine Fingerbreite nach außen. Dort finden Sie eine kleine Delle unterhalb des Schienbeinkopfes. Setzen Sie Ihren Zeigefinger dorthin und drücken Sie kräftig zwei Minuten lang mehrmals täglich (siehe Abbildung unter „Allergien", Seite 74).

Verwirrtheit

Zeitweise Desorientiertheit darf nicht einfach als Alterserscheinung abgetan werden. Sie kann auch von zu niedrigem Blutdruck oder anderen körperlichen Unstimmigkeiten herrühren. Durch Tiefenatmung wird die Konzentrationsfähigkeit erhöht.

Atemübungen

Machen Sie zunächst die Grundübungen zur Vollatmung im Stehen, Sitzen oder Liegen (siehe Seite 24 f.).

Nasen-Wechselatmung: Verschließen Sie mit dem rechten Zeigefinger sanft das linke Nasenloch (nicht drücken!). Atmen Sie zum rechten Nasenloch ein. Dann verschließen Sie mit dem rechten Daumen das rechte Nasenloch, öffnen dabei gleichzeitig das linke wieder und atmen links aus. Dann atmen Sie links wieder ein. Danach erfolgt wieder der Wechsel: linkes Nasenloch verschließen, rechts ausatmen und einatmen. Wechseln Sie jedesmal nach dem Einatmen das Nasenloch. Atmen Sie dabei tief und gleichmäßig weiter. So wird die Blutzufuhr zum Gehirn gesteigert (siehe Abbildung unter „Asthma", Seite 41/42).

„Ooo" singen: Atmen Sie tief in den Bauch ein und singen Sie beim Ausatmen „Oooo", bis alle Luft aus Ihren Lungen verbraucht ist. Machen Sie diese Übung mehrmals am Tag.

Entspannungsübung

Drücken Sie mit dem Daumen drei Sekunden lang auf die Innenseite der Zeigefingerspitze, dann auf die gleiche Stelle am Mittelfinger, am Ringfinger und am kleinen Finger. Tun Sie dasselbe an der anderen Hand.

Zerstreutheit

Zerstreutheit kann körperliche oder auch emotionale Ursachen haben. Eine davon kann Sauerstoffmangel im Gehirn sein, der durch regelmäßiges kräftiges Atmen behoben werden kann. Bei länger dauernder Zerstreutheit gehen Sie auf jeden Fall zum Arzt.

Atemübungen

Machen Sie zunächst die Grundübungen zur Vollatmung im Stehen, Sitzen oder Liegen (siehe Seite 24 f.)
Die Lokomotive: Setzen oder stellen Sie sich aufrecht hin. Atmen Sie tief ein und stoßen Sie dann die Luft aus wie eine Lokomotive: „sch-sch-sch". Beim neuerlichen tiefen Einatmen stellen Sie sich vor, dass die Luft von Ihrer Nasenwurzel aus nach innen durch das Gehirn fließt und es belebt. Machen Sie diese Übung mehrmals täglich 10-mal.

Entspannungsübung

Beobachten Sie sich selbst: Halten Sie beim Nachdenken, Schreiben oder am Computer die Luft an? Wenn Sie das bemerken, richten Sie sich auf, machen Sie drei tiefe Atemzüge, schütteln Sie sich kräftig und entspannen Sie sich. Wenden Sie sich dann wieder Ihrer Aufgabe zu und atmen Sie regelmäßig und tief weiter.

Individuelle Eigenheiten

Kontaktschwierigkeiten

Regelmäßige Tiefenatmung macht Sie selbstsicherer und ermöglicht es Ihnen, leichter von sich aus auf andere Menschen zuzugehen.

Atemübungen

Machen Sie zunächst die Grundübungen zur Vollatmung im Stehen, Sitzen oder Liegen (siehe Seite 24 f.).

Bogenschießen: Stellen Sie sich aufrecht hin, grätschen Sie die Beine, gehen Sie leicht in die Knie und legen Sie die Hände vor der Brust zusammen. Atmen Sie in dieser Stellung ein und strecken Sie dabei den linken Arm gerade zur linken Seite. Drehen Sie den Kopf nach links. Ziehen Sie den rechten Ellenbogen nach rechts wie ein Bogenschütze, der an der Bogensehne zieht. Schauen Sie den linken Arm entlang auf Ihr Ziel. Stellen Sie sich als Ziel den Menschen vor, mit dem Sie Kontaktschwierigkeiten haben. Gehen Sie beim Ausatmen in die Ausgangsstellung zurück. Machen Sie dasselbe zur rechten Seite hin (siehe Abbildung unter „Blähungen", Seite 57).

Entspannungsübung

Legen Sie sich bequem hin und schließen Sie die Augen. Stellen Sie sich vor, dass Sie auf einem Schiff sind. Während Sie langsam einatmen, wird das Schiff einen Wellenberg hinaufgetragen. Beim Ausatmen sausen Sie in ein Wellental hinunter. Spüren Sie mit Ihrem ganzen Körper diese Bewegungen und verschmelzen Sie damit.

Minderwertigkeitsgefühle

Regelmäßiges tiefes Atmen gibt dem Menschen mehr Selbstbewusstsein und Selbstbehauptungsvermögen; es vermindert also vorhandene Unterlegenheitsgefühle.

Atemübungen

Machen Sie zunächst die Grundübungen zur Vollatmung im Stehen, Sitzen oder Liegen (siehe Seite 24 f.).

Löwengebrüll: Stellen Sie sich aufrecht mit gespreizten Beinen hin und brüllen Sie beim Ausatmen wie ein Löwe, indem Sie den Mund weit öffnen, die Zähne zeigen und laut „haaaaa!" rufen. Legen Sie Ihre ganze Kraft in diesen Schrei. Machen Sie die Übung mehrmals täglich 10-mal.

Ski fahren: Legen Sie sich bequem hin und schließen Sie die Augen. Stellen Sie sich vor, dass Sie auf Skiern an einem Berghang stehen. Während Sie einatmen, werden Sie nach oben gezogen. Beim Ausatmen sausen Sie im Schuss den Berg hinunter. Spüren Sie mit Ihrem ganzen Körper diese Bewegungen. Setzen Sie die Übung fort, so lange Sie mögen.

Entspannungsübung

Streichen Sie mit den Händen wiederholt sanft Ihre Arme hinauf. Tun Sie dasselbe an den Beinen. Streichen Sie immer zum Herzen hin. Wenn Sie mögen, kneten und massieren Sie Ihre Muskeln auch. Sprechen Sie sich dabei vor: „Ich bin O.K.", „Ich bin liebenswert" oder einen ähnlichen Satz, der Ihnen gut tut. Falls möglich, lassen Sie sich solche Streicheleinheiten auch von einem anderen Menschen geben.

Misstrauen

Misstrauen ist ein Zeichen von wenig Selbstvertrauen. Regelmäßige Tiefenatmung stärkt Ihr Selbstbewusstsein und gibt Ihnen die Zuversicht, auf die Handlungen anderer Menschen angemessen reagieren zu können.

Atemübungen

Machen Sie zunächst die Grundübungen zur Vollatmung im Stehen, Sitzen oder Liegen (siehe Seite 24 f.).

Begrüßungsnicken: Halten Sie den Kopf aufrecht und drehen Sie ihn beim Ausatmen nach links. Nicken Sie dreimal, als wenn Sie einen links stehenden Bekannten begrüßen wollten. Drehen Sie beim Einatmen den Kopf wieder nach vorn. Machen Sie dieselben Bewegungen zur rechten Seite. Wiederholen Sie diese Übung 9-mal.

Rumpfpendeln: Knien Sie sich in aufrechter Haltung hin, atmen Sie ein und biegen Sie Kopf, Nacken und Schultern so weit wie möglich zurück. Atmen Sie aus und beugen Sie sich dabei nach vorn, wobei Sie die gestreckten Arme nach hinten anheben. Machen Sie eine rhythmische Pendelbewegung daraus: vor – zurück, vor – zurück (siehe auch unter „Diabetes", Seite 59).

Entspannungsübung

Legen Sie sich bequem auf den Rücken und schließen Sie die Augen. Stellen Sie sich beim Einatmen vor, dass sich um Sie herum das Energiefeld Ihres bisher nicht gelebten Urvertrauens aufbaut. Lassen Sie sich in dieses Feld hineinsinken. Nehmen Sie es in sich auf und genießen Sie Ihr neues Lebensgefühl.

Schüchternheit

Regelmäßige Tiefenatmung macht den Menschen aktiver und unternehmungslustiger, sodass er sich auch eher traut, auf andere zuzugehen.

Atemübungen

Machen Sie zunächst die Grundübungen zur Vollatmung im Stehen, Sitzen oder Liegen (siehe Seite 24 f.).

Ein Energiefeld aufbauen: Legen Sie sich entspannt auf den Rücken und schließen Sie die Augen. Stellen Sie sich beim Einatmen vor, dass sich um Sie herum das Energiefeld Ihrer bisher nicht gelebten Kontaktfreudigkeit aufbaut. Beim Ausatmen lassen Sie sich in dieses Feld hineinsinken. Mit jedem Atemzug spüren Sie das Feld deutlicher. Nehmen Sie es in sich auf und genießen Sie Ihre neue Eigenschaft.

„Haaa" singen: Atmen Sie tief in den Bauch ein und singen Sie beim Ausatmen „haaa", bis alle Luft aus Ihren Lungen verbraucht ist. Machen Sie diese Übung 10-mal.

Entspannungsübung

Legen Sie sich bequem hin und schließen Sie die Augen. Stellen Sie sich vor, dass Sie auf einem Trampolin stehen. Beginnen Sie nun zu hüpfen: eins – zwei – drei, immer höher. Spüren Sie mit Ihrem ganzen Körper diese Bewegungen. Machen Sie bei jedem Einatmen vier Sprünge und bei jedem Ausatmen ebenfalls vier Sprünge. Setzen Sie die Übung fort, so lange Sie mögen.

Unausgeglichenheit

Regelmäßige Vollatmung verhilft zu Gelassenheit und seelischer Ausgeglichenheit, sodass Stimmungsschwankungen je länger umso weniger vorkommen.

Atemübungen

Machen Sie zunächst die Grundübungen zur Vollatmung im Stehen, Sitzen oder Liegen (siehe Seite 24 f.).

Meereswellen: Sie liegen flach auf dem Rücken und stellen sich vor, dass Sie am Meeresstrand liegen. Falls Sie eine Schallplatte oder Tonkassette mit Meeresrauschen besitzen, schalten Sie diese ein. Atmen Sie langsam ein und stellen Sie sich dabei vor, dass eine Welle auf den Strand rollt. Hören Sie das Rauschen der Welle. Während des Ausatmens stellen Sie sich vor, wie das Wasser immer weiter zurückweicht. Wiederholen Sie dies während der folgenden Atemzüge, bis Sie völlig im friedlichen Rhythmus der Wellen mitschwingen.

Akupressurpunkte drücken: Drücken Sie alle Fingerkuppen beider Hände fest gegeneinander und atmen Sie dabei tief ein und aus. Also die Kuppen der beiden Daumen gegeneinander, gleichzeitig die der beiden Zeigefinger und so weiter. Lassen Sie los, wenn Sie zehn Atemzüge gemacht haben.

Entspannungsübung

Legen Sie sich bequem hin und schließen Sie die Augen. Stellen Sie sich vor, dass Sie auf einem Pferd sitzen, das über alle möglichen Hindernisse hinwegsegelt. Spüren Sie mit Ihrem ganzen Körper diese Bewegungen. Lassen Sie das Pferd bei jedem Einatmen zwei Sprünge machen und bei jedem Ausatmen drei Sprünge.

Ungeduld

Wenn Sie schlecht warten können und alles Ihnen nicht schnell genug geht, atmen Sie regelmäßig tief in den Bauch. Dadurch ändert sich Ihr eigenes Tempo und Sie können das der anderen besser ertragen.

Atemübungen

Machen Sie zunächst die Grundübungen zur Vollatmung im Stehen, Sitzen oder Liegen (siehe Seite 24 f.).

Die Hände heben und senken: Verschränken Sie die Hände waagerecht vor dem Unterbauch mit den Handflächen nach oben. Atmen Sie ein und heben Sie die verschränkten Hände dabei langsam nach oben bis unter das Kinn. Drehen Sie nun die verschränkten Hände mit den Handflächen nach unten und senken Sie sie langsam wieder. Atmen Sie dabei mit gespitzten Lippen aus, indem Sie ein stimmloses „f“ von sich geben. Machen Sie diese Übung 10-mal (siehe Abbildung unter „Müdigkeit“, Seite 37).

Die Zehen fassen: Stellen Sie sich aufrecht hin, atmen Sie aus und beugen Sie sich dabei langsam vor, bis Sie Ihre Zehen anfassen können. Atmen Sie ein und richten Sie sich dabei wieder auf. Atmen Sie wieder aus und beugen Sie sich dabei langsam nach hinten; legen Sie Ihre Hände unterhalb der Gürtellinie auf den Rücken (in Höhe der Nieren). Atmen Sie ein und richten Sie sich wieder auf. Machen Sie die gesamte Übung 10-mal (siehe Abbildung unter „Ischias“, Seite 68).

Entspannungsübung

Legen Sie sich bequem hin und schließen Sie die Augen. Stellen Sie sich vor, dass Sie auf einem Schiff sind. Während Sie langsam einatmen, wird das Schiff einen Wellenberg hinaufgetragen. Beim Ausatmen sausen Sie in ein Wellental hinunter. Spüren Sie mit Ihrem ganzen Körper diese Bewegungen und verschmelzen Sie damit.

Willensschwäche

Wenn Sie regelmäßig Tiefenatmung üben, werden Ihre Antriebskräfte aktiviert und Sie können dann auch besser für sich selbst sorgen. Sie gewinnen mehr Entschlusskraft und Durchsetzungsfähigkeit.

Atemübungen

Machen Sie zunächst die Grundübungen zur Vollatmung im Stehen, Sitzen oder Liegen (siehe Seite 24 f.).

Fußball: Stellen Sie sich aufrecht hin und schwingen Sie beim Ausatmen das rechte Bein nach vorn, als wenn Sie einen Ball wegtreten wollten. Atmen Sie ein und wiederholen Sie das gleiche mit dem linken Bein. Wenn Sie nicht gut auf einem Bein stehen können, halten Sie sich dabei mit einer Hand am Tisch oder an der Wand fest. Machen Sie diese Übung mehrmals täglich 10-mal.

Zischen: Atmen Sie zischend ein und mit gespitzten Lippen auf „ffff" wieder aus. Wiederholen Sie diese Übung 9-mal.

Entspannungsübung

Legen Sie sich bequem auf den Rücken und schließen Sie die Augen. Stellen Sie sich beim Einatmen vor, dass sich um Sie herum das Energiefeld Ihrer bisher nicht gelebten Entschlussfreudigkeit aufbaut. Beim Ausatmen lassen Sie sich in dieses Feld hineinsinken. Mit jedem Atemzug spüren Sie das Feld deutlicher. Nehmen Sie es in sich auf und genießen Sie Ihr neues Lebensgefühl.

Empfehlenswerte Literatur

K. Berger: Gesund ohne Arzt
M. Bischof: Biophotonen
E. Cardas: Atmen, Lebenskraft befreien
G. Caspers: Natürliche Heilkraft durch Atmung
U. H. Cegla: Atem-Techniken
Kenneth H. Cooper: Aerobics
K. H. Cooper: Die neuen Gesundmacher: Antioxydantien
U. Derbolowsky: Richtig atmen hält gesund
Li Ding: Meridian-Quigong
St. + Ch. Grof: Alte Weisheit und modernes Denken
St. + Ch. Grof: Das Abenteuer der Selbstentdeckung
St. Grof + H. Bennett: Die Welt der Psyche
E. Gross: Heilatmung für jeden
Gay Hendricks: Bewußt atmen
H. Höfler: Atemtherapie und Atemgymnastik
O. Kenngott: Luchtig ademen
Howard Kent: Breathe better – feel better
I. O. Koosaka: Das ganzheitliche Atembuch
H. Krauß: Atemtherapie
H. Lodes: Atme richtig
I. Middendorf: Der erfahrbare Atem
R. Monro + R. Nagarathna: + R. Nagendra: Yoga
J. Parow: Die Heilung der Atmung
R. Rufer: Lebendig im Atem
M. Scheufele-Osenberg: Atemschulung
K. O. Schmidt: Kraft durch Atmen
J. L. Schmitt: Atemheilkunst
J. H. Schultz: Das autogene Training

Michael Sky: Expanding your power and energy
C. Speads: Atmen
L. G. Tirala: Heilatmung bei Blutdruck-, Herz- und Kreislaufkrankheiten
Bernd Trusheim: richtig atmen, gesünder leben
H. de Vrieze-Bloemsma: Atme dich gesund
K. Wolf: Integrale Atemschulung
Nancy Zi: The art of breathing

Register

Eine Auswahl aus dem Verlagsprogramm

RAT UND WISSEN

Bewerbung

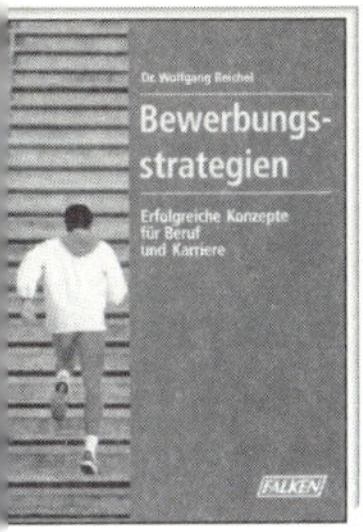

Bewerbungsstrategien
027-3, von Dr. W. Reichel,
28 S., kart.
DM 14,90

Initiativbewerbungen
107-0, von Dr. W. Reichel,
28 S., kart.
DM 16,90

Legale Bewerbungstricks
0325-2, von V. S. Rottmann,
6 S., kart.
DM 12,90

Lebenslauf und Bewerbung
0007-5, von H. Friedrich,
12 S., kart.
DM 12,90

Bewerbung um einen Ausbildungsplatz
936-X, von P.-J. Schneider,
M. Zindel, 112 S., kart.
DM 16,90

Bewerbungserfolg trotz schwacher Zeugnisse
0157-8, von A. Schieberle,
36 S., kart.
DM 14,90

Testtrainer Einstellungstests
999-4, von Dr. W. Reichel,
36 S., geb.
DM 15,–
(limitierter Sonderpreis)

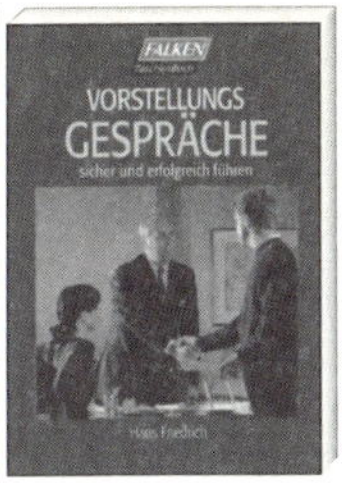

Vorstellungsgespräche
60012-1, von H. Friedrich,
144 S., kart.
DM 11,90

Arbeitszeugnisse
1444-9, von A. Nasemann,
136 S., kart.
DM 16,90

Rechtsratgeber für Arbeitnehmer
60258-2, von U. Teschke-Bährle, 160 S., kart.
DM 16,90

Beruf/Karriere

Selbstständigkeit und freie Mitarbeit
1891-6, von T. Hammer,
Dr. W. Kiefl, 144 S., kart.
DM 19,90

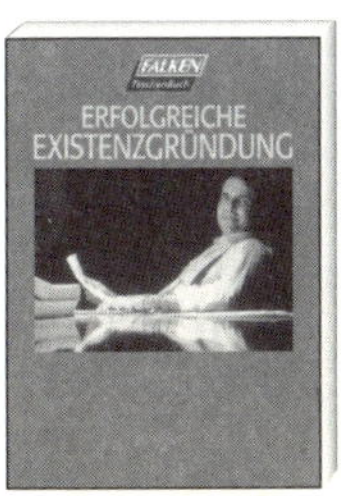

Erfolgreiche Existenzgründung
60285-X, von N. Rentrop,
192 S., kart.
DM 19,90

<u>*FALKEN Reihe: FALKEN & PITMAN MANAGEMENT*</u>
Ausstattung: zwischen 184 S. und 248 S., Broschur
Preis: **DM 39,90**
4972-2 Die ersten 100 Tage als Chef
4973-0 Erfolgreiches Zeitmanagement
4976-5 Richtig delegieren
4971-4 Erfolgreiche Verhandlungstaktiken
4975-7 Die perfekte Präsentation

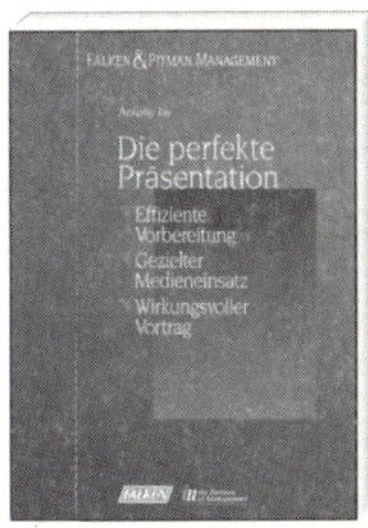

4974-9 Meetings erfolgreich steuern
7331-3 Marketing – eine Einführung
7329-1 Erfolgreich im Management
7330-5 Basiswissen für Führungskräfte
7328-3 Mitarbeitermotivation durch Empowerment
7362-3 Das souveräne Verhandlungsgespräch
7361-5 Erfolgsgeheimnis Teambildung

Lernhilfen/Schule

Erfolgreich im Beruf mit NLP
60288-4, von K. Grochowiak,
S. Haag, 104 S., kart.
DM 12,90

Handbuch Mathematik
4964-1, von W. Scholl,
R. Drews, 848 S., geb.
DM 69,90

Englische Grammatik
7341-0, von E. Henrichs-Kleinen, 288 S., geb.
DM 39,90

Gedächtnistraining mit Eselsbrücken
60060-1, von W. Ettig,
96 S., kart.
DM 12,90

Buchführung leicht gefaßt
60091-1, von H. R. Pohl,
104 S., kart.
DM 12,90

Schreiben lernen mit Schreibmaschine und PC
60055-5, von O. Fonfara,
112 S., kart.
DM 9,90

Kostenrechnung leicht gemacht
4826-2, von D. Machenheimer, 240 S., geb.
DM 39,90

<u>*FALKEN Reihe: Schülerhilfe*</u>
Ausstattung: zwischen 64 S. und 172 S., kartoniert
Preis: zwischen **DM 14,90** und **DM 29,90**
1834-7 Die neue deutsche Rechtschreibung
1890-9 Deutsche Grammatik
1783-9 Aufsatz
1623-9 Bruchrechnen
1569-0 Geometrie

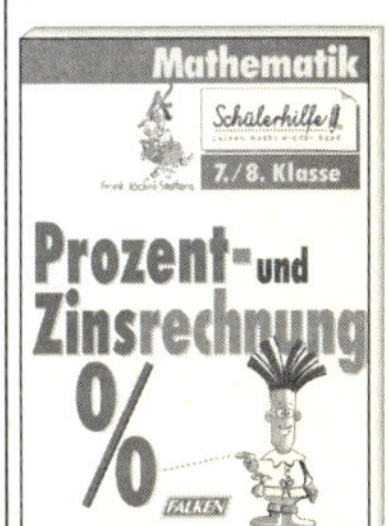

1709-X Prozent- und Zinsrechnung
1570-4 Gleichungen und Ungleichungen

1888-6 Wurzeln und Potenzen
1624-7 English Pronouns
1574-7 English Tenses
1784-7 If-Clauses & Co.

Recht/Wirtschaft/ Steuern

Was kostet mein Recht?
60234-5, von J. Mosler, 104 S., kart.
DM 12,90

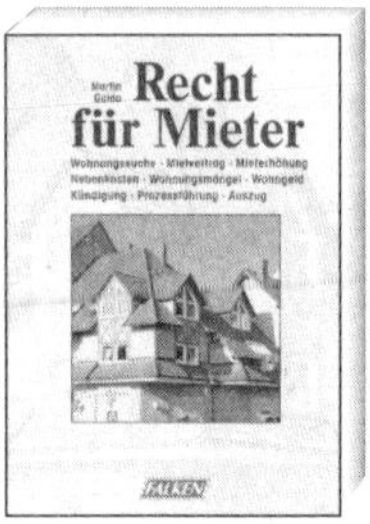

Recht für Mieter
1932-7, von M. Gaida, 304 S., kart.
DM 29,90

Der FALKEN Bauherren-Ratgeber
4888-2, von W. Jung, B. W. Klöckner, 352 S., kart.
DM 39,90

Ihr Recht als Vermieter
60243-4, von R. Richter, P. J. Schneider, A. Pollert, 208 S., kart.
DM 16,90

Eheverträge
60037-7, von T. Münster, 226 S., kart.
DM 19,90

Erziehungsgeld, Mutterschutz, Erziehungsurlaub
60014-8, von J. Grönert, 192 S., kart.
DM 19,90

Scheidung und Unterhalt
60015-6, von T. Drewes, 220 S., kart.
DM 19,90

Gesetzliche und private Altersvorsorge
1847-9, von D. Rehahn, H. A. Reichel, W. Schöttler, 192 S., kart.
DM 24,90

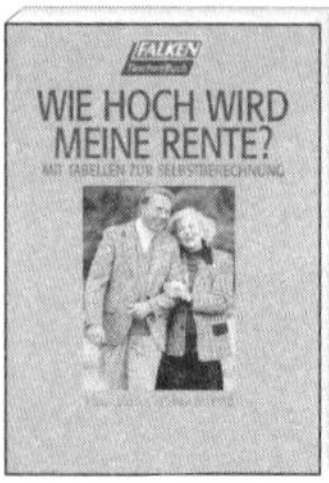

Wie hoch wird meine Rente?
60209-9, von K. Möcks, A. Schmitt, 160 S., kart.
DM 16,90

Erbschaftsteuer aktuell
60324-4, von W. Ludwig, 128 S., kart.
DM 14,90

Testament und Erbschaft
2111-9, von T. Drewes, R. Hollender, 296 S., englische Broschur
DM 29,90

Vermögensbildung mit Immobilien
1712-X, von W. Schwanfelder, 144 S., kart.
DM 24,90

Erfolg mit Aktien
1663-8, von A.-S. Rühle, 128 S., kart.
DM 16,90

Keine Angst vor dem Finanzamt
60064-4, von H. Vogt, 132 S., kart.
DM 16,90

Korrespondenz und Rhetorik

Der neue Briefsteller
60002-6, von I. Wolter-Rosendorf, 130 S., kart.
DM 12,90

Briefe und Reden für den Trauerfall
1789-8, von U. Wetter, 112 S., kart.
DM 16,90

Modernes Redetraining
1575-5, von Prof. Dr. R. Brehler, 120 S., kart.
DM 19,90

Körpersprache
60096-2, von H. Rückle, 96 S., kart.
DM 12,90

Reden für Familienfeiern
60281-7, von G. Kurz, 112 S., kart.
DM 12,90

Lebensstil und Umgangsformen

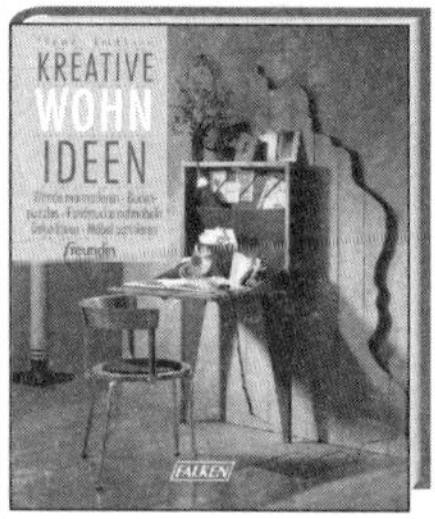

Kreative Wohnideen
4889-0, von T. Eichhorn, 128 S., geb.
DM 39,90

Farbberatung für die Wohnung
4743-6, von G. Watermann, 128 S., geb.
DM 49,90

300 neue Frisuren
7359-3, von S. Ehlers, 128 S., geb.
DM 29,90

Krawatten
7319-4, von F. Chaille, 180 S., geb., mit Schutzumschlag
DM 89,90

Tücher und Schals perfekt binden
1898-3, von E. Weber-Lorkowski, 48 S., kart.
DM 14,90

Umgangsformen heute
4876-9, von H.-G. Schnitzer, 256 S., geb.
DM 29,90

Der gute Ton im Privatleben
60097-0, von R. Bartels, 104 S., kart.
DM 12,90

Feste feiern

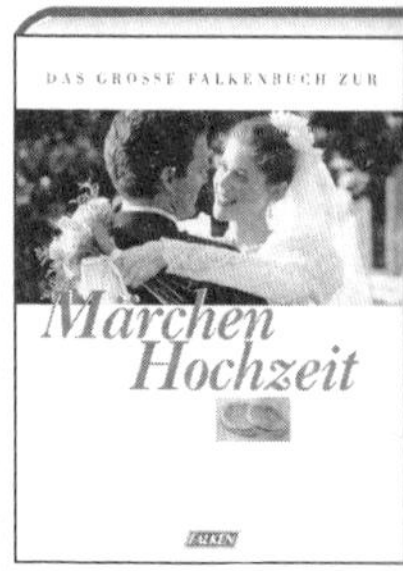

Das große FALKEN-Buch zur Märchenhochzeit
7360-7, von A. Körner, C. Ziegler, ca. 224 S., geb.
ersch. Juni 1998
ca. DM 49,90

Hochzeitsfeste mitgestalten
1790-1, von A. Wilke, B. Ha
104 S., kart.
DM 19,90

Tischdekorationen für die Hochzeit
1825-8, von H. Grob, A. Henseler u.a., 64 S., kart
DM 19,90

Blumenschmuck für das Brautpaar
4881-5, von H. Grob, A. Henseler u.a., 80 S., geb
DM 29,90

Neue Hochzeitsreden
60158-6, von S. Harland 112 S., kart.
DM 12,90

Feste feiern
4825-4, von C. Kast, 128 S., geb.
DM 39,90

Die neue Glückwunschfib
60031-8, von R. Christian-Hildebrandt, 106 S., kart.
DM 9,90

Astrologie/Esoterik

Kinderhoroskop
60242-6, von W. Noé, 152 S., kart.
DM 14,90

iebes-Horoskop
0297-3, von W. Noé,
28 S., kart.
M 12,90

hinesisches Horoskop
0006-7, von G. Hadden-
ach, 86 S., kart.
M 9,90

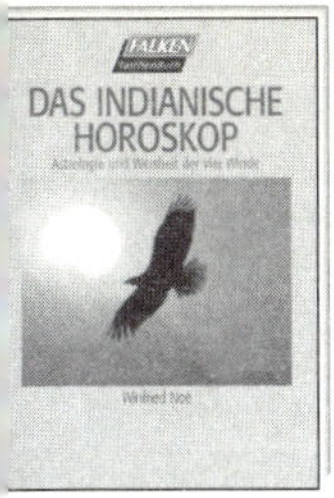

as Indianische Horoskop
0294-9, von W. Noé,
28 S., kart.
M 14,90

Vahrsagetechniken
0373-2, von G. Hadden-
ach, 144 S., kart.
M 14,90

Ging
0253-1, von R. Sorrell,
. M. Sorrell,
24 S., kart.
M 19,90

eiki
0247-7, von B. Glaser,
. Vogt, 128 S., kart.
M 14,90

raumdeutung
0045-8, von G. Hadden-
ach, 172 S., kart.
M 12,90

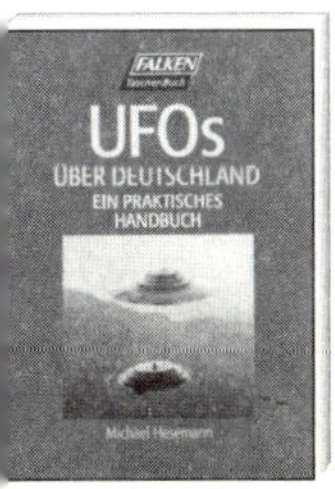

JFOs über Deutschland
0319-8, von M. Hesemann
08 S., kart.
M 19,90

Geheimlehren
60236-1, von N. Drury,
G. Tillet, 144 S., kart.
DM 16,90

Schutzengel
60333-3, von T. Keller,
D. Taylor, 144 S., kart.
DM 16,90

Auto/Führerschein

Der neue Verwarn- und Bußgeldkatalog
60292-2, von F. Littek,
126 S., kart.
DM 12,90

Der Test-Knacker bei Führerscheinverlust
2113-5, von T. Rieh,
128 S., kart.
DM 19,90

Prüfungsfragen und Prüfungsbogen für den Führerschein Kl. 3
1490-2, 104 S., kart.
DM 19,90

Trennkost

Trennkost für 1 Person
4851-3, von U. Summ,
112 S., geb.
DM 29,90

Trennkost leichtgemacht für Berufstätige
4890-4, von U. Summ,
128 S., geb.
DM 29,90

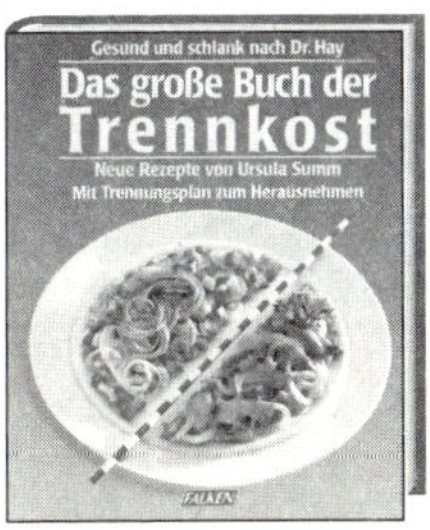

Das große Buch der Trennkost
4498-4, von U. Summ,
128 S., geb.
DM 29,90

Das Beste aus Ursula Summs Trennkost-Küche
4985-4, von U. Summ,
160 S., geb.
DM 29,90

Trennkost aus ärztlicher Sicht
60259-0, von Dr. med.
T.-M. Heintze, 84 S., kart.
DM 12,90

Erfolgreich schlank durch die Trennkost-6-Wochen-Kur
1968-8, von U. Summ,
104 S., kart.
DM 19,90

Die aktuelle Trennkost-Tabelle
1871-1, von U. Summ,
80 S., Flexcover
DM 14,90

Länderküche

Provence
7365-8, von U. Skadow,
S. Dickhaut, 224 S., geb.,
mit Schutzumschlag
DM 49,90

Italienische Küche
4830-0, von M. Kaltenbach,
R. Simeone, 224 S., geb.,
mit Schutzumschlag
DM 49,90

Chinesische Küche
7304-6, von H. Fu-Lung,
224 S., geb.,
mit Schutzumschlag
DM 49,90

Thailand
4945-5, von B. Aepli,
128 S., geb.,
mit Schutzumschlag
DM 34,90

Indien
7370-4, von S. Dhawan,
128 S., geb.,
mit Schutzumschlag
DM 39,90

Englische Landhausküche
4981-1, von D. Watkins,
J. J. Watkins, 128 S., geb.,
mit Schutzumschlag
DM 39,90

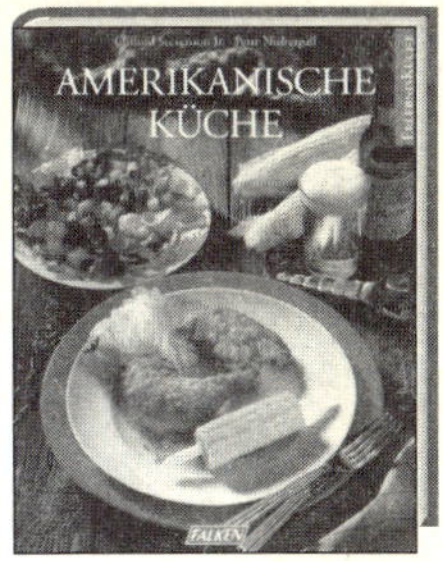

Amerikanische Küche
7308-9, von C. Stevenson Jr.,
P. Niebergall, 128 S., geb.,
mit Schutzumschlag
DM 39,90

Kochen

Unsere Kochschule
4959-5, von M. Kaltenbach,
F. W. Ehlert, 306 S., geb.
DM 25,–
(limitierter Sonderpreis)

FALKEN Reihe: Rezepte! Rezepte!! Rezepte!!!
Ausstattung: 96 S., kart.
Preis: **DM 16,90**
1937-8 Krabben, Garnelen & Co.
1994-7 Chili, Peperoni & Co.
1944-0 Pastinaken, Kürbis & Co.

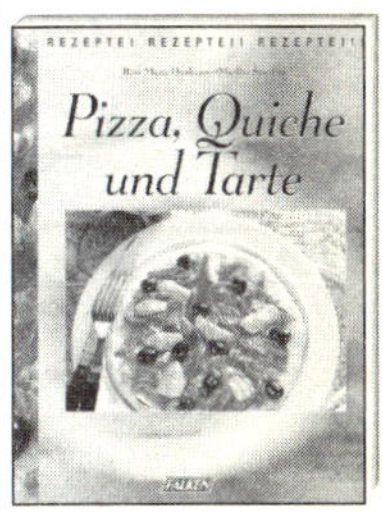

1941-6 Pizza, Quiche und Tarte
1939-4 Feta, Mozzarella & Co.
1940-8 American Cookies

FALKEN Reihe: ErlebnisKüche
Ausstattung: 128 S., geb.,
mit Schutzumschlag
Preis: **DM 34,90**
4944-7 Nudeln
4946-3 Raclette und heißer Stein
7315-1 Fondues
4984-6 Aufläufe und Gratins
4982-X Salate

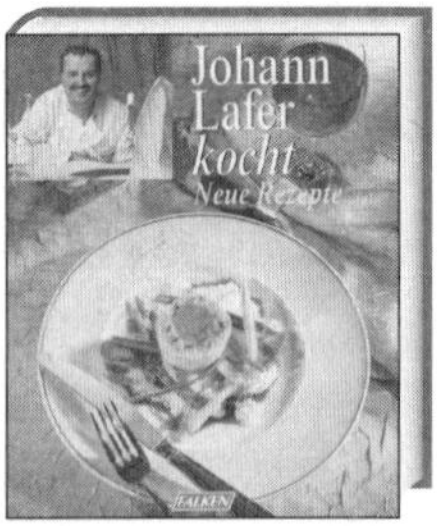

Johann Lafer kocht – Neue Rezepte
7306-2, von Johann Lafer, 160 S., geb.
DM 39,90

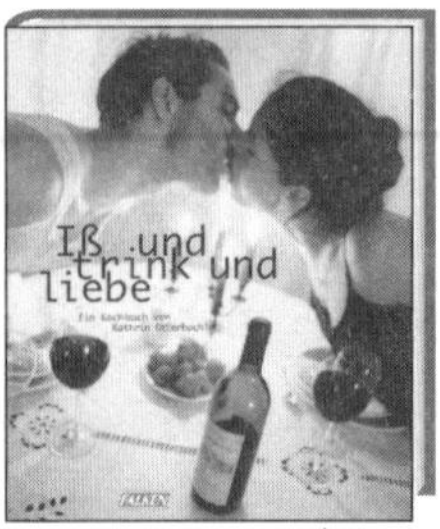

Iß und trink und liebe
7303-8, von K. Ottenbach, 72 S., geb., mit Schutzumschlag
DM 49,90

Preiswert kochen
60025-3, von E. Fuhrmann, 136 S., kart.
DM 12,90

Vegetarische Gerichte aus aller Welt
4977-3, von A. Ilies, 224 S., geb., mit Schutzumschlag
DM 49,90

Rezepte mit Joghurt, Kefir & Co.
60068-7, von G. Volz, 104 S., kart.
DM 12,90

Vollwertküche für Genießer
4815-7, von Prof. Dr. C. Leitzmann, H. Million, 256 S., geb.
DM 39,90

Das essen Kinder gern
4978-1, von A. Brenner, 128 S., geb.
DM 29,90

Gerichte für Diabetiker
60033-4, von M. Oehlrich, 108 S., kart.
DM 12,90

Cholesterinarm kochen und genießen
4442-9, von R. Unsorg, 168 S., geb.
DM 49,90

Fettarm kochen – Abnehmen mit Genuß
4866-1, von G. Hölz, H. Million, 128 S., geb.
DM 39,90

Getränke

FALKEN Mixbuch
4733-9, Hrsg.: P. Bohrmann, 560 S., geb.
DM 39,90

Weinlexikon
4942-0, von Dr. H. Ambrosi, 384 S., geb.
DM 39,90

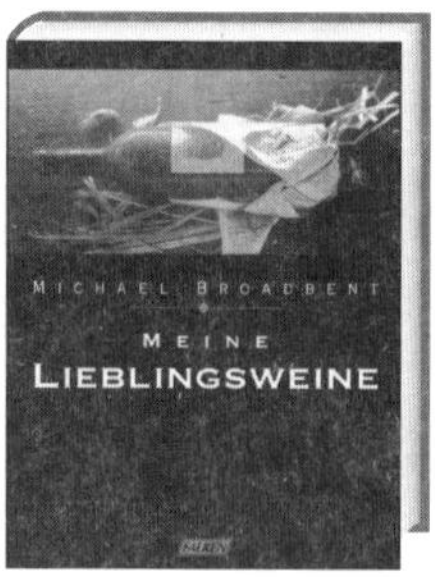

Meine Lieblingsweine
7364-X, von M. Broadbent, 224 S., geb., mit Schutzumschlag
DM 89,-

Wein richtig genießen lernen
4809-2, von H. Ambrosi, I. Swoboda, 128 S., geb.
DM 29,90

Mein Hobby Wein
7309-7, von R. Kriesi, 128 S., geb.
DM 34,90

Was Weinfreunde wissen wollen
7342-9, von Prof. Dr. K. Röder u.a., 192 S., geb.
DM 29,90

ElternRatgeber

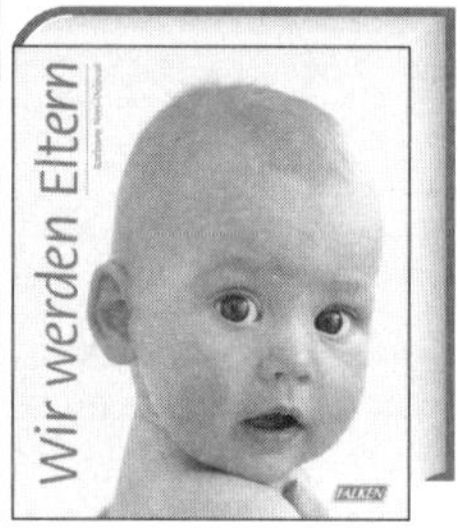

Wir werden Eltern
7353-4, von B. Nees-Delaval, 416 S., geb.
DM 39,90

Die schönsten Vornamen
4755-X, von Dr. D. Voorgang, 200 S., geb.
DM 19,90

Die Kunst des Stillens
60084-9, von Prof. Dr. med. E. Schmidt, S. Brunn, 110 S., kart.
DM 12,90

Das erste Jahr mit dem Baby
4884-X, von Dr. med. M. Weber, 144 S., geb.
DM 39,90

Wenn Kinder krank werden
7316-X, von B. Nees-Delaval, 240 S., geb.
DM 39,90

Mein Kind ist krank, so hilft die Natur
4761-4, von Dr. med. H. Wachtl, 160 S., geb.
DM 39,90

Menschen und Gesundheit

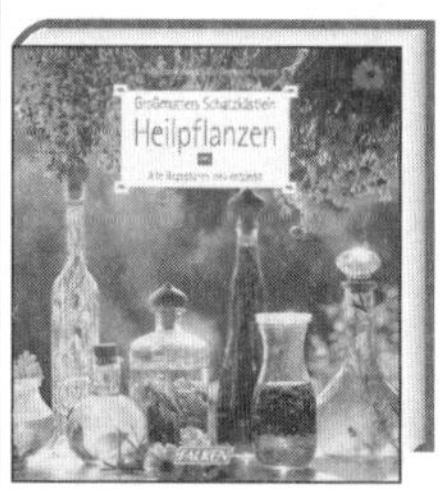

Heilpflanzen
4954-4, von A. Eckart, Dr. G. Eckert, 176 S., geb.
DM 39,90

Blütentherapie nach Dr. Bach
60019-9, von I. Wenzel, 96 S., kart.
DM 9,90

Traditionelle Chinesische Medizin
60312-0, von Dr. med. C. Kunkel, 118 S., kart.
DM 14,90

Chinesische Fünf-Element Ernährung
68005-2, von Dr. med. C. Kunkel, 144 S., kart.
DM 29,90

Allergien
60057-1, von G. Leibold, 100 S., kart.
DM 12,90

Neurodermitis
1649-2, von Prof. Dr. med. phil. S. Borelli, Prof. Dr. med. J. Rakoski, 136 S., kar
DM 24,90

Schuppenflechte
1467-8, von Prof. Dr. med. phil. S. Borelli, Prof. Dr. med. R. Engst, 102 S., kart.
DM 19,90

Teebaumöl
1878-9, von S. Poth, Prof. Dr. J. Reichling, 96 S., kart.
DM 19,90

Natürlich entgiften mit de Öl-Zieh-Kur
60391-0, von I. Hammelmann, 88 S., kart.
DM 10,90

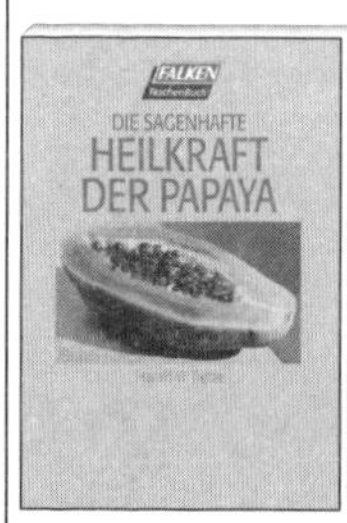

Die sagenhafte Heilkraft der Papaya
60396-1, von H. Tietze, 80 S., kart.
DM 12,90

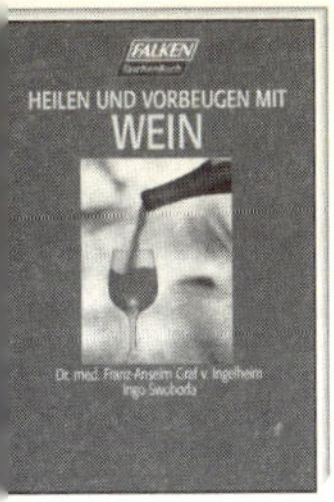

Ieilen und Vorbeugen nit Wein
i0311-2, von Dr. med.
:-A. Graf von Ingelheim,
. Swoboda, 96 S., kart.
)M 14,90

;rapefruitkern-Extrakt für ;esundheit und Kosmetik
i0379-1, von R. Knoller,
30 S., kart.
)M 12,90

Rheuma
i0040-7, von Prof. Dr. med.
<. Gräfenstein, 108 S., kart.
)M 14,90

;ymnastik für die Halswirbelsäule
I610-7, von J. Engelmann,
)6 S., kart.
)M 19,90

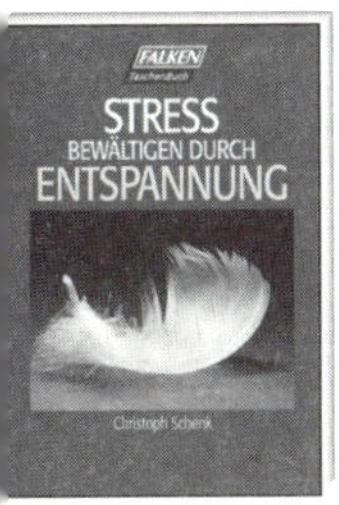

Streß bewältigen durch Entspannung
60070-9, von Dr. med.
Ch. Schenk, 122 S., kart.
DM 14,90

Positives Denken und Entspannungstechniken
60305-8, von Dr. med.
C. Schenk, 112 S., kart.
DM 12,90

Augentraining
1616-6, von M. Gollub,
Hrsg.: K. Haak, 96 S., kart.
DM 24,90

Massage
60038-5, von K. Schutt,
78 S., kart.
DM 12,90

Akupressur
1231-4, von F. T. Lie,
192 S., kart.
DM 29,90

Fußsohlenmassage
60036-9, von G. Leibold,
96 S., kart.
DM 11,90

Yoga
60093-8, von U. Thomsen,
104 S., kart.
DM 12,90

Sport

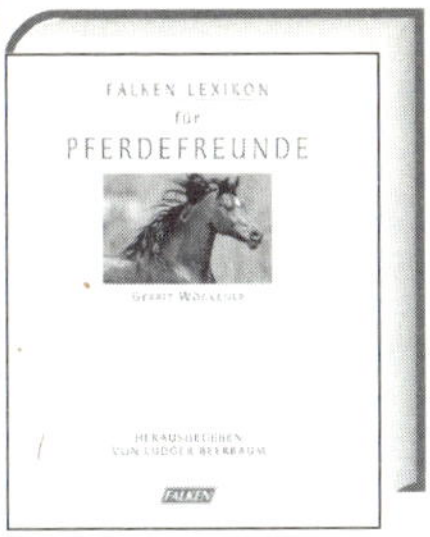

FALKEN Lexikon für Pferdefreunde
7352-6, von G. Wöckener,
320 S., geb.,
mit Schutzumschlag
ersch. Mai 1998
DM 69,90

FALKEN Reihe: Ratgeber für Reiter
Ausstattung: zwischen 128 S. und 176 S., geb. oder kart.
Preis: zwischen **DM 29,90** und **DM 39,90**
4797-5 Ich will reiten lernen
4845-9 Junge Pferde selbst ausbilden
4871-8 Reiten für Einsteiger
4716-9 Reiten auf Gangpferden
4949-8 Wie verstehe ich mein Pferd?

Golf. Die frühen Jahre
7339-9, von D. Concannon,
144 S., geb.,
mit Schutzumschlag
DM 69,90

Der Schwung
4784-3, von O. Heuler,
128 S., geb.
DM 29,90

Fehler & Korrekturen
4872-6, von O. Heuler,
144 S., geb.
DM 39,90

FALKEN Reihe: Sportregeln
Ausstattung: zwischen 96 S. und 128 S., kart.
Preis: zwischen **DM 16,90** und **DM 24,90**
1676-X Basketball
1674-3 Pool-Billard
2135-6 Fußball
1754-5 Eishockey
1755-3 Tennis
1807-X Badminton

Tauchen
4955-2, von S. Müßig,
128 S., geb.
DM 39,90

Tennistraining mit System
4878-5, von A. Ferrauti,
P. Maier, K. Weber,
192 S., geb.
DM 49,90

Billard
1313-2, von Dr. H. Stingl,
112 S., kart.
DM 29,90

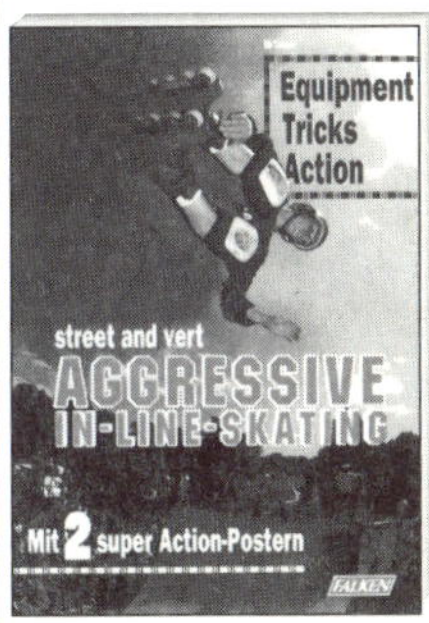

Aggressive In-Line-Skating
1836-3, von U. Sauter u.a.,
96 S., kart.
DM 24,90

Snowboarding
1860-6, von A. Hebbel-Seeger, 112 S., kart.
DM 29,90

Angeln
60080-6, von E. Bondick,
80 S., kart.
DM 12,90

Tanzen
4948-X, von P. Wolff,
192 S., geb.
DM 49,90

Fitness/Gymnastik

Fitness-Boxen
1671-9, von F. Kürzel,
P. Wastl, 96 S., kart.
DM 24,90

Fit mit Ayurveda
60260-4, von J. Douillard,
208 S., kart.
DM 19,90

Stretching
60085-7, von E. Kleila,
64 S., kart.
DM 9,90

Muskeltraining zu Hause
60100-4, von A. Balk,
128 S., kart.
DM 14,90

Kampfsport

Aikido
2120-8, von R. Brand,
280 S., kart.
DM 24,90

Judo
0305-6, von M. Ohgo,
206 S., kart.
DM 24,90

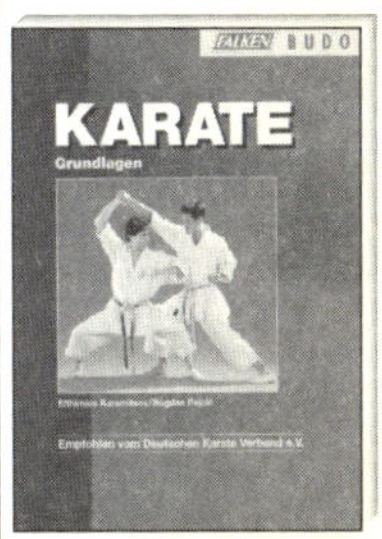

Karate Grundlagen
1863-0, von E. Karamitsos,
B. Pejcic, 144 S., kart.
DM 29,90

25 Shotokan-Katas
2125-7, von A. Pflüger,
88 S., kart.
DM 24,90

Bruce Lee – Sein Leben und Kampf
0392-7, von L. Lee,
136 S., kart.
DM 24,90

Bruce Lees Kampfstil 1
0473-7, von B. Lee,
M. Uyehara, 112 S., kart.
DM 9,90

Bruce Lees Kampfstil 2
0486-9, von B. Lee,
M. Uyehara, 128 S., kart.
DM 12,90

Dynamische Tritte
1683-2, von G. Chung,
C. Rothrock, 128 S., kart.
DM 16,90

Taekwondo
0347-1, von K. Gil,
152 S., kart.
DM 16,90

Ninja
1161-X, von A. Adams,
192 S., kart.
DM 19,90

Heimwerken/Technik

FALKEN Reihe: Do it yourself
Ausstattung: zwischen 80 S.,
und 104 S., kart.
Preis: **DM 19,90**
1665-4 Reparaturen in Haus und Garten
1159-8 Betonieren, Mauern, Fliesen
1857-6 Bäder ausbauen und modernisieren

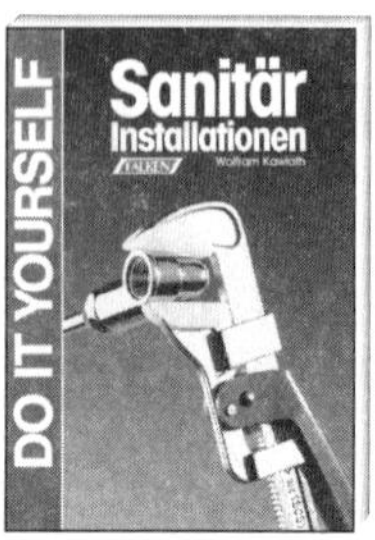

1118-0 Sanitärinstallationen
1799-5 Fliesen legen
1855-X Tapezieren und Streichen
1841-X Dachausbau
1995-5 Innenausbau mit System
1859-2 Elektroarbeiten
1716-2 Sicherheit an der Haustür

Heimwerken
4983-8, von T. Pochert,
416 S., geb.
DM 49,90

Foto/Video

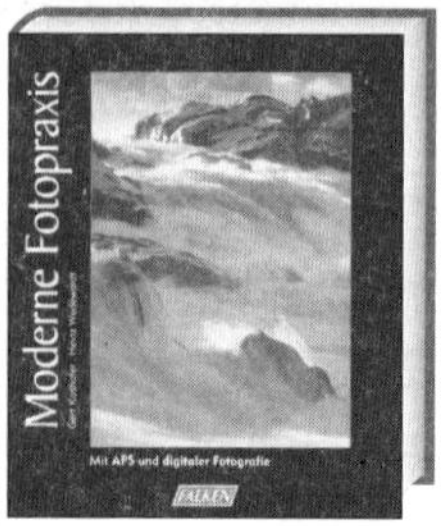

Moderne Fotopraxis
7310-0, von G. Koshofer,
Prof. H. Wedewardt,
240 S., geb.
DM 49,90

Zeichnen und Malen

Kreativ zeichnen
4688-X, von B. Bagnall,
176 S., geb.
DM 39,90

Aquarellmalerei
4529-8, von Prof. W. Wrisch,
136 S., geb.
DM 39,90

Kalligraphie
1044-3, von I. Schade,
80 S., kart.
DM 19,90

Airbrush
1133-4, von C. M. Mette,
80 S., kart.
DM 19,90

Seidenmalerei

Lexikon der Seidenmalerei
4737-1, von K. Huber,
208 S., geb.
DM 49,90

Aquarellieren auf Seide
4842-4, von Shahida,
112 S., geb.
DM 39,90

Einführung in die Seidenmalerei
0611-X, von R. Henge,
88 S., kart.
DM 19,90

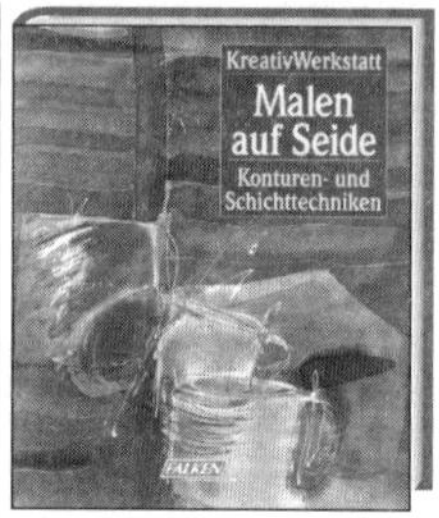

Malen auf Seide
4941-2, von C. Köhl,
Shahida, 112 S., geb.
DM 29,90

Verschiedene Techniken

Alles aus Wellpappe
1430-9, von I. Kasperek,
64 S., kart.
DM 19,90

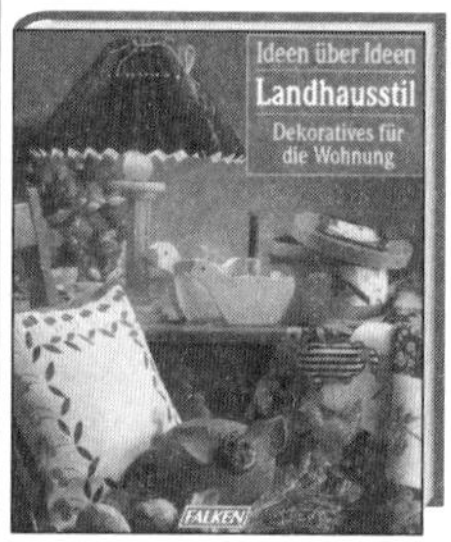

Landhausstil
7332-1, 128 S., geb.
DM 34,90

Artischockentechnik
1682-4, von M. von
Perbandt, K. Teuber,
64 S., kart.
DM 19,90

Patchwork und Quilt
4803-3, von I. Kahmann
u.a., 112 S., geb.
DM 29,90

Nähen
4709-6, von S. von Rudzinski,
176 S., geb.
DM 39,90

Perfekt Stricken
4821-1, von H. Jaacks,
224 S., geb.
DM 39,90

Töpfern ohne Scheibe
0896-1, von A. Riedinger,
80 S., kart.
DM 19,90

Dekorieren und Gestalten mit Naturmaterialien
4748-7, von E. Dommers-
hausen u.a., 128 S., geb.
DM 29,90

Stempeln
1823-1, von E. Metz,
P. Läpple, 80 S., kart.
DM 19,90

Freundschaftsbänder
1720-0, von A. Neeb,
E. Walch u.a., 64 S., kart.
DM 19,90

Bücher, Alben, Schachteln selbermachen
4772-X, von P. Baumgartne
96 S., geb.
DM 29,90

Geldgeschenke und Geschenkgutscheine
1684-0, von S. Haenitsch-
Weiß, 64 S., kart.
DM 19,90

Spiele/Denksport

Bridge für Einsteiger
1691-3, von B. Ludewig,
104 S., kart.
DM 16,90

Doppelkopf
1828-2, von U. Vohland,
96 S., kart.
DM 16,90

Kartenspiele
7333-X, von M. Mala,
176 S., geb.
DM 29,90

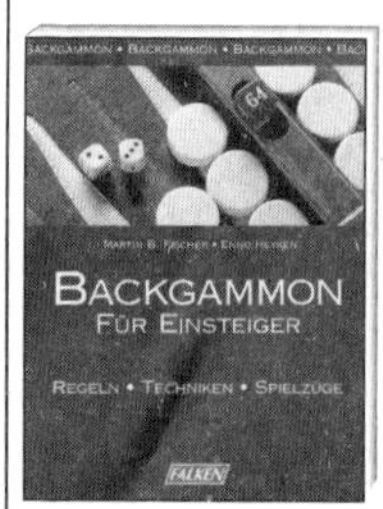

Backgammon für Einsteige
1690-5, von M. B. Fischer,
E. Heyken, 104 S., kart.
DM 16,90

'atiencen
;0020-2, von I. Wolter-
Rosendorf, 112 S., kart.
DM 12,90

'oker
;0225-6, von C. D. Grupp,
12 S., kart.
DM 12,90

;chach für Einsteiger
1724-3, von E. Heyken,
20 S., kart.
DM 19,90

;pielideen für Partys
1725-1, von E. und
I. Bücken, 88 S., kart.
DM 16,90

111 Spielideen, das
Gedächtnis zu trainieren
1829-0, von T. Werneck,
96 S., kart.
DM 16,90

Knobeleien und
Denksportaufgaben
;0099-7, von K. Rechberger,
100 S., kart.
DM 12,90

Ratgeber für Kinder

FALKEN Reihe:
Ratgeber für Kinder
Ausstattung: zwischen 48 S.,
und 64 S., geb.
Preis: **DM 19,90**
4897-1 Mein Mutmachbuch
4898-X Mein Krankenhaus-
buch
4896-3 Mein erstes
Pferdebuch

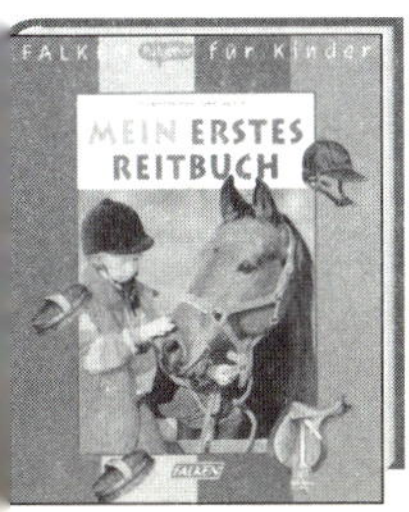

7337-2 Mein erstes Reitbuch
4991-9 Mein Kochbuch
4990-0 Mein Ballettbuch
4900-5 Mein Fußballbuch
4938-2 Mein Fahrradbuch
7335-6 Mein erstes
Inline-Skating-Buch
4894-7 Mein Katzenbuch
4939-0 Mein Hundebuch
4993-5 Mein Hamsterbuch
7324-0 Mein Wellensittich-
buch
7338-0 Mein Meer-
schweinchenbuch
4992-7 Wenn meine Eltern
sich trennen

Kinderbeschäftigung

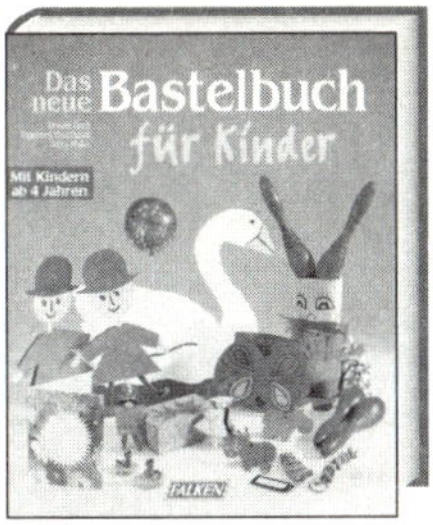

Das neue
Bastelbuch für Kinder
4893-9, von U. Barff,
I. Burkhardt, J. Maier,
208 S., geb.
DM 39,90

Basteln mit Pappe und
Papier
4843-2, Hrsg.: U. Barff,
112 S., geb.
DM 29,90

Schminken und Verkleiden
4773-8, von W. Stelzen-
hammer, Hrsg.: U. Barff,
128 S., geb.
DM 29,90

Spielen mit einfachen
Sachen
4994-3, von A.-G. Patz,
D. Patz, 112 S., geb.
DM 29,90

Tanz-, Kreis- und
Bewegungsspiele
7343-7, von A.-G. und
D. Patz, 112 S., geb.
DM 29,90

Spiele für Kleinkinder
60022-9, von D. Keller-
mann, 104 S., kart.
DM 12,90

Kinderleichte Kochrezepte
für kleine Leute
4850-5, von K. Müller-Urban,
128 S., geb.
DM 19,90

Garten

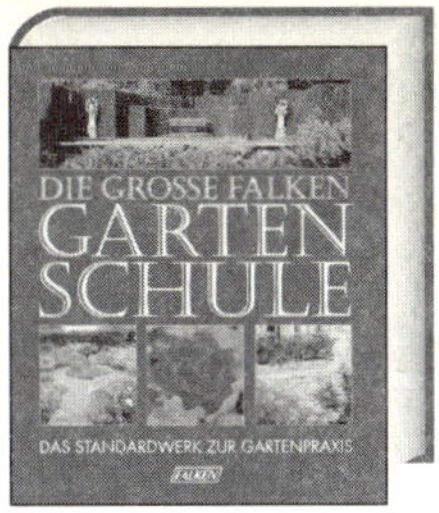

Die große FALKEN
Gartenschule
7354-2, von J. Breschke u. a.,
560 S., geb.,
mit Schutzumschlag
DM 79,90

FALKEN Gartenjahr
7355-0, von K. Greiner,
A. Weber, P. Michaeli-
Achmühle, 320 S., geb.
DM 39,90

100 englische Gärten
4885-8, von P. Taylor,
216 S., geb.,
mit Schutzumschlag
DM 79,–

Bauerngärten
4786-X, von U. Krüger,
128 S., geb.
DM 39,90

Naturgärten
4967-6, von J. Korz,
240 S., geb.
DM 69,90

Gartengestaltung mit
Phantasie
7318-6, von K. Greiner,
Dr. A. Weber, 208 S., geb.,
mit Schutzumschlag
DM 79,90

Blumen, Stauden,
Ziergehölze
4753-3, von K. Greiner,
Dr. A. Weber, 384 S., geb.
DM 69,90

FALKEN Lexikon Gartenteich
4778-9, von I. Polaschek,
A. Fischer-Nagel,
216 S., geb.
DM 49,90

Grüner wohnen
4886-6, von U. Krüger,
144 S., geb.,
mit Schutzumschlag
DM 49,90

Tiere

Katzen auf natürliche
Weise heilen
7314-3, von Dr. med. vet.
C. Möller, 128 S., geb.
DM 29,90

Richtige Katzenernährung
1869-X, von H. Wenzel,
96 S., kart.
DM 16,90

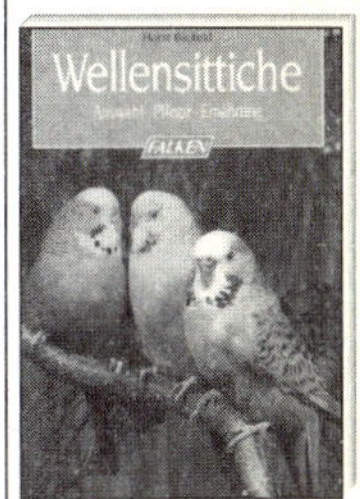

Wellensittiche
1813-4 von H. Bielfeld
96 S., kart.
DM 16,90

Alles über Kanarienvögel
0901-1, von H. Schnoor,
64 S., kart.
DM 14,90

Zwergkaninchen
1680-8, von M. Mettler,
96 S., kart.
DM 16,90

Zwerg- und Goldhamster
1734-0, von M. Mettler,
96 S., kart.
DM 16,90

Meerschweinchen
1812-6, von M. Mettler,
96 S., kart.
DM 16,90

Das Süßwasseraquarium
4752-5, von Dr. med. vet.
J. Etscheidt, 224 S., geb.
DM 49,90

Terrarium
7313-5, von W. Ullrich,
128 S., geb.
DM 29,90

FALKEN Reihe:
Hundebibliothek
Ausstattung: zwischen 80 S.
und 112 S., kartoniert
Preis: zwischen **DM 14,90**
und **DM 19,90**

TIERE · REISEVIDEO

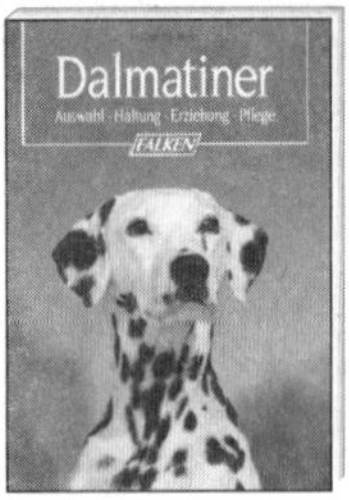

1757-X Dalmatiner
1756-1 Dackel
1677-8 Labrador, Retriever
1644-1 Neufundländer und Landseer
1596-8 Boxer
1513-5 Schäferhunde
1514-3 West Highland White Terrier
1808-8 Setter
1866-5 Siberian Husky
1809-6 Hovawart
1990-4 Tibet Terrier
1811-8 Foxterrier
1512-7 Streuner und Tierheimhunde
1604-2 Hundekrankheiten erkennen und behandeln
1991-2 Mit dem Hund in den Urlaub
1810-X Rechtsratgeber für Hundehalter

Das neue Hundebuch
60079-2, von W. Busak,
124 S., kart.
DM 14,90

Erfolgreiche Hundeerziehung
4808-4, von U. Birr,
144 S., geb.
DM 29,90

Reisevideo

FALKEN Reihe: Reisevideos
Ausstattung: VHS, ca. 60 Min. Laufzeit, in Farbe
Preis: **DM 39,95***

FALKEN hat Reisevideos zu über 70 Urlaubszielen in aller Welt von **A** bis **Z**

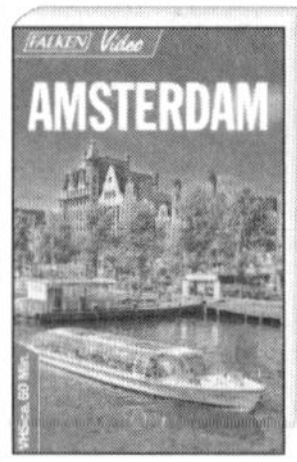

6249-4 Amsterdam

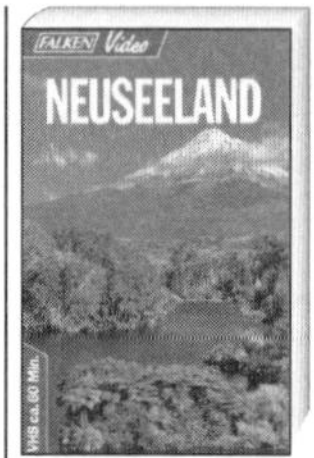

6226-5 Neuseeland

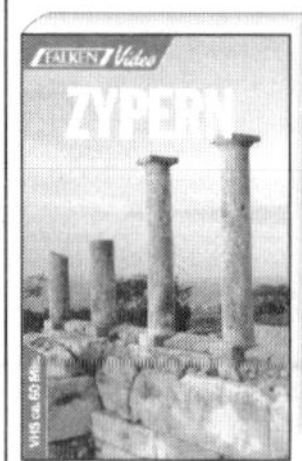

6206-0 Zypern

ISBN-Bestandteil: 3-8068- / bei Buchnummern, die mit der Ziffer 6 beginnen, lautet der ISBN-Bestandteil: 3-63

BESTELLSCHEIN

Hiermit bestelle ich aus dem Programm der Verlagsgruppe FALKEN, Postfach 11 20, D-65521 Niedernhausen, **durch die Buchhandlung:**

Falls durch besondere Umstände Preisänderungen notwendig werden, erfolgt Auftragserledigung zu dem bei der Lieferung gültigen Preis.
(Soweit gesetzlich nicht anders vorgesehen, ist der Erfüllungsort und Gerichtsstand der jeweilige Sitz der Lieferfirma).

Anzahl	Bestell-Nr.:	Titel	Einzelpreis	Gesamtpreis
			Summe	

zzgl. Porto- und Versandkosten

Name: Straße:

Ort:

Datum: Unterschrift:

(Bei Jugendlichen der gesetzliche Vertreter)

FTB-V V F '

Werbemittel-Nr. 99143

FALKEN

Der Spezialist für nützliche Bücher und Videos